LE MECHANISME,

OU

LE NOUVEAU TRAITE'

DE L'ANATOMIE

DU GLOBE DE L'OEIL, &c.

LE MECHANISME

OU

LE NOUVEAU TRAITÉ

de l'Anatomie du globe de l'Œil, avec l'usage de ses differentes parties, & de celles qui lui sont contiguës.

Orné de Planches gravées en Taille-douce.

Dédié à Monsieur le Premier Medecin du Roy,

Par JEAN TAYLOR, M. D. *Oculiste du Roy de la Grande Bretagne.*

Qui dat videre, dat vivere.

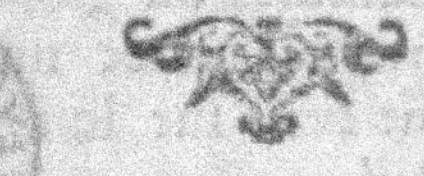

A PARIS,

Chez MICHEL-ESTIENNE DAVID, Libraire, Quay des Augustins, à la Providence.

M. DCC. XXXVIII.

Avec Approbation & Privilege du Roy.

CEt Ouvrage contient une déscription optique de la vûë, une déscription de ſes différens phénoménes, & une explication de la vraye cauſe du *ſtrabiſme* & des mouches volantes; avec une démonſtration du vray ſiége de la *cataracte* & du *glaucôme*; & une déscription exacte des nouvelles operations de l'Auteur, où l'on fait voir qu'on peut non-ſeulement les faire en tout tems, mais avec beaucoup moins de danger & plus de certitude, que par la maniere ordinaire. On y ajoûté cent queſtions qui tendent à décider, ſi c'eſt la *choroïde*, ou bien la *rétine*, qui eſt *l'organe immédiat de la vûë*, avec des obſervations ſur la cauſe & la nature des différentes eſpéces de *goutte ſerene*. On y trouve auſſi une déscription de toutes les maladies du globe de l'œil, & de ſes parties contiguës, avec un catalogue des Auteurs qui ont écrit ſur le *mechaniſme & les maladies de l'Oeil*.

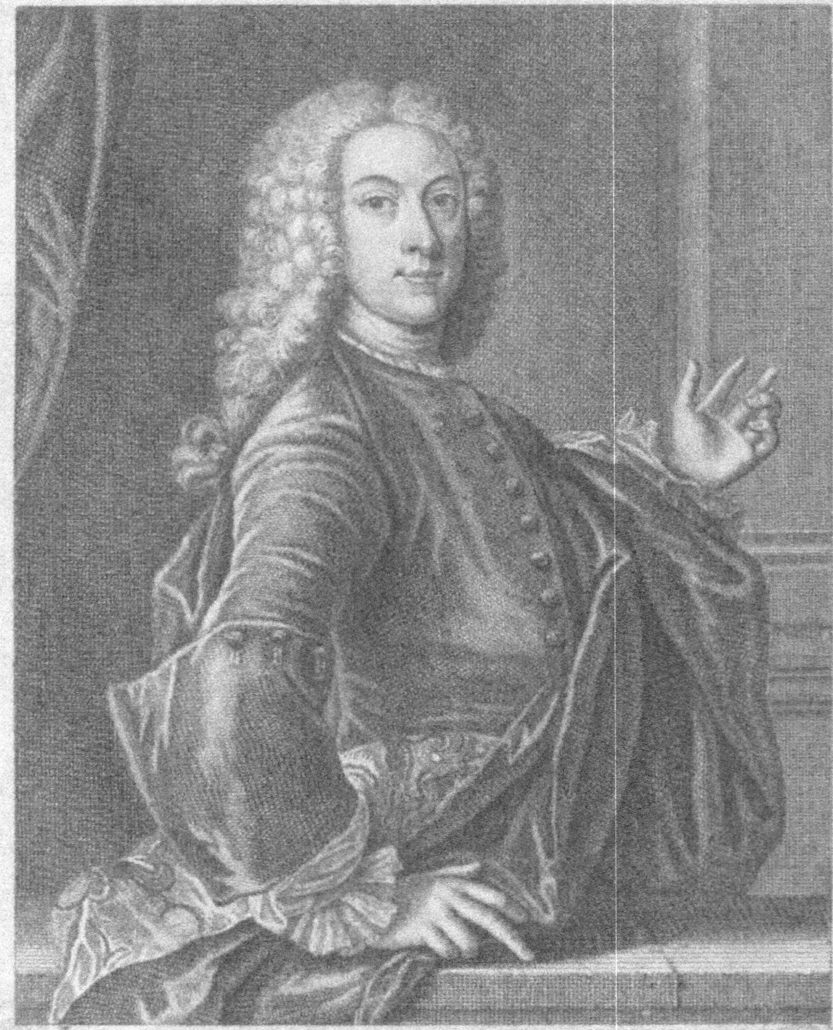

JOANNES TAYLOR MD. IN OPTICA EXPERTISSIMUS
MULTISQUE IN ACADEMIIS CELEBERIMIS SOCIUS
Effigiem Taylor, tibi qui demissus ab alto est,
Turba alias expers luminis, ecce videa.
Hic maculas tollit, Cataractas deprimit opacas,
Amissum splendens excitat ille jubar
Miranda prius sublata ophtalmia quae vix
Artifici dextrae gutta Serena cedit.
Ecce Virum, Cujus Canfantur tempora laude
Dignum, cui laudes Saecula longa canant
Chevalier Riche Roma Pinx.   J. E. Actor Sculp.

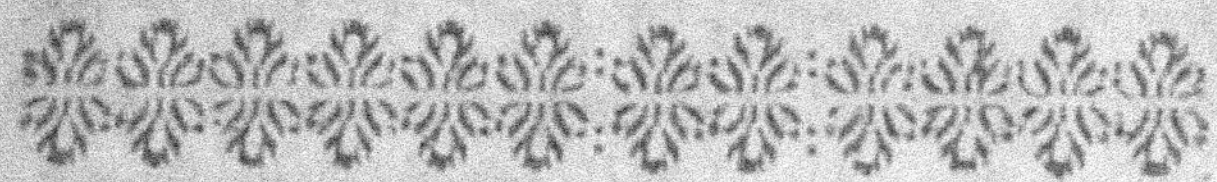

A

MONSIEUR
CHICOYNEAU,

CONSEILLER D'ETAT ORDINAIRE,

PREMIER MEDECIN

DU ROY,

ET

SUR-INTENDANT

DES EAUX MINERALES

DU ROYAUME.

ONSIEUR,

Penétré des bontés que vous m'avez
fait l'honneur de me témoigner en plu-

sieurs occasions, je prens la liberté de vous offrir avec la confiance la plus respectueuse, cette foible production de mes veilles. Il ne lui faut pas moins qu'un nom tel que le vôtre, MONSIEUR, pour lui procurer un accüeil favorable dans le Public. Sous les auspices de ces qualitez éminentes ausquelles on a crû devoir confier la santé du plus Grand Monarque de l'Univers, je peux espérer de voir tomber sans force les traits ennemis de l'envie & de la jalousie.

Combien en effet, MONSIEUR, les nouvelles découvertes répanduës dans cet ouvrage n'eleveront-elles pas contre moi de ces esprits accoûtumés à suivre les routes déja battuës, & trop timides pour oser s'en frayer eux-mêmes de plus sûres. Mais je me flatte que l'honneur de votre protection, MONSIEUR, c'est-à-dire, celle du Juge le plus éclairé & le plus capable de décider sur cette matiere, les obligera à examiner mûrement mes

raisons, avant que de porter aucun ju-
gement defavantageux fur l'ouvrage. Si,
comme je l'espere , MONSIEUR, les
découvertes qu'un nombre infini d'experiences & d'observations m'ont fait faire , peuvent en perfectionner la connoif-
fance & la maniere de les traiter , je
m'eftimerai trop heureux, MONSIEUR,
d'avoir pû , en vous le préfentant , trouver l'occafion de vous prouver le zele
& le profond respect, avec lesquels j'ai
l'honneur d'être ,

MONSIEUR,

Votre très-humble & très-
obéïffant Serviteur,
TAYLOR.

APPROBATION.

J'AY lû par ordre de Monſeigneur le Chancelier, un Livre qui a pour titre: *Le Mechaniſme, ou nouveau Traité de l'Anatomie du Globe de l'Oeil, avec l'uſage de ſes differentes parties, &c.* A Paris ce 11. Octobre 1737.

Signé, CASAMAJOR.

NOUVEAU

NOUVEAU TRAITE'
DE
L'ANATOMIE
DU GLOBE DE L'ŒIL, &c.

CHAPITRE PREMIER.

Des Orbites des Yeux.

LES orbites des yeux sont deux cavités piramidales ou coniques, composées chacune de sept os ; sçavoir, *l'os frontal, l'os sphénoïde, l'os ethmoïde, l'os maxillaire superieur, l'os de la pomette, l'os unguis, & l'os du palais.* Le fond de chaque orbite est percé par le trou optique de l'os sphénoïde, & la partie externe voisine de ce trou est perceé

1. Les orbites.

2. Leur structure.

A

de deux fentes appellées fentes orbitaires;
l'une supérieure, & l'autre inférieure.

La concavité de chaque orbite est couverte d'une membrane, qui, continuée
de la dure mere, entre d'un côté par la
fente orbitaire supérieure, & de l'autre
par le trou optique de l'os sphénoïde, &
communique avec le perioste de la base
du crane par la fente orbitaire inférieure.
Leur situation est à peu près comme
celle de deux cones couchés latéralement à côté l'un de l'autre, de façon
que leur pointe s'approche, & leurs côtés opposés sont obliques au regard l'un
de l'autre.

CHAPITRE II.

Des Paupieres.

LES paupieres sont une espéce de
voiles placés transversalement au-
dessus & au-dessous de la partie antérieure
du globe de l'œil. Chaque œil a deux
paupieres; l'une supérieure, & l'autre
inférieure, qui s'unissent sur les deux
côtés du globe. Les endroits où ils s'u-

niſſent s'appellent angles, l'un interne ou grand angle, placé du côté du nez, & l'autre externe ou petit angle, placé du côté des tempes.

Les parties qui compoſent les pau-pieres ſont la peau, l'épiderme, la mem-brane conjonctive des paupieres, les tarſes, les cils, les ligamens qui ſoûtien-nent les tarſes, les glandes ciliaires, les points ou trous ciliaires, les points ou trous lacrimaux, & leurs cercles cartilagineux, la glande lacrimale & les muſcles.

La peau & l'épiderme n'entrent dans la compoſition des paupieres que com-me dans les autres parties du viſage, auſquelles elles ſont communes.

La membrane conjonctive des pau-pieres eſt une pellicule très-mince & preſque tranſparente, dont une partie couvre la ſurface interne des paupieres, & l'autre la partie antérieure du globe de l'œil où elle ſe joint à la tunique albuginée; ainſi ce n'eſt qu'une même membrane repliée qui couvre le dedans des paupieres & le devant de l'œil : celle qui couvre le devant du globe, s'appelle conjonctive de l'œil, & l'autre conjonc-tive des paupieres; celle-ci eſt parſemée de vaiſſeaux ſanguins, & percée de pluſieurs petites ouvertures qui ne ſont préciſément que les orifices des petits tuyaux continués des glandes ciliaires. Celle là, par rapport à ſa tranſparence, laiſſe voir la tunique albuginée, qui, comme je l'expliquerai dans la ſuite, forme ce qu'on appelle le blanc de l'œil.

7. Les Tarſes.

Les tarſes ſont des cartilages minces dont ſe forme la partie principale de chaque paupiere. On en diſtingue deux, le ſupérieur & l'inférieur. Le bord extérieur du tarſe ſupérieur, fait entre ſes deux extrémités une eſpéce de demi cercle. Le bord extérieur du tarſe inférieur, eſt plus uniforme. L'un & l'autre a moins de largeur vers ſes extrémités que dans le milieu, & moins encore vers l'angle externe que vers l'interne. Le ſupérieur peut avoir environ ſix lignes de largeur, & l'inférieur deux tout au plus. Leurs extrémités ſont jointes par de petits ligamens, & leurs faces internes contiennent de petits canaux.

8. Structure des bords des paupieres.

Les bords de chaque paupiere ſont formés par l'union de la membrane interne avec la peau, l'épiderme & le bord du tarſe. Chacun de ces bords, depuis environ trois lignes de l'angle interne jufqu'aux extrémités de l'angle externe, a une demie ligne environ d'épaiſſeur , qui diminue par dégrés en approchant de l'angle externe, où elle n'eſt plus que d'un quart de ligne. Leurs extrémités du côté du nez ſe terminent en petites papilles , de l'union deſquelles ſe forme l'angle interne des paupieres, qui pour peu qu'elles ſe touchent , laiſſent entr'elles & le globe de l'œil un petit canal triangulaire. Le bord inférieur du tarſe ſupérieur , & le bord ſupérieur du tarſe inférieur , forment ce qu'on appelle les bords ciliaires, qui ſont tellement adaptez aux bords & aux curvatures des paupieres, que quand elles ſe ferment , elles s'uniſſent de tous côtez avec beaucoup d'exactitude..

Sur le bord de chaque paupiere , à l'endroit préciſément où s'uniſſent la conjonctive , le tarſe & l'épiderme , il y a jufques à environ trois lignes de l'angle interne , pluſieurs rangs de petits poils, qu'on appelle cils , dont l'ordre & le nombre ſont différens dans différentes perſonnes. Ils ſont plus longs à la paupiere ſupérieure qu'à l'inférieure, & dans le milieu que vers les extrémités. La dif-

9 Les bords ci-liaires.

10. Les Cils.

férence qu'il y a dans leur figure , c'est
que ceux de la paupiere supérieure font
une espéce de courbe , dont la pointe est
tournée vers le front , & que dans la
paupiere inférieure elle est tournée vers
la jouë.

11. Les Ligamens larges des tarses.

Les ligamens larges des tarses font
deux substances membraneuses formées
du perioste orbitaire , & du perioste de
la face. Leur situation est au bord supérieur & inférieur de chaque orbite , &
ils sont couverts de tous côtés de la
membrane conjonctive , & s'étendent au
bord des tarses , qui avec ces ligamens ,
font une espéce de paupiere.

12. Glandes ciliaires.

On trouve un grand nombre de petites
glandes blanches & oblongues , appellées
ciliaires , dans l'endroit de la conjonctive , qui couvre les petits canaux répandus transversalement sur la surface intérieure du tarse de la paupiere supérieure. A chacune de ces glandes , tient
un petit tuyau, duquel sort une espéce
de matiere visqueuse. Les ouvertures de
ces petits conduits sont appellées par rapport à leurs usages, *Points ciliaires.*

13. Points ciliaires.

14. La glande la-crimale.

La glande lacrimale est blanchâtre &
placée lateralement au-dessus du globe

de l'œil, du côté des tempes, sous l'enfoncement qui se trouve dans l'arc orbitaire, répondant, ou peu s'en faut, à l'angle externe. On distingue dans cette glande, qui est du nombre des conglomerées, deux parties, dont l'une est tournée vers la partie supérieure de l'orbite, & l'autre vers l'angle externe ; elle est fortement attachée à la graisse qui environne les muscles de l'œil, & envoye plusieurs petits conduits presque paralelles dans l'épaisseur de la membrane conjonctive, qui la percent immédiatement au-dessus de la partie intérieure des bords ciliaires de la paupiere supérieure, dont le mouvement fait continuellement sortir une liqueur sereuse appellée *Suc lacrimal*, qui après avoir traversé la surface extérieure du globe de l'œil, entre dans deux petites ouvertures obliques placées vers les extrémités internes de chaque paupiere, & entourées chacune d'un petit cercle blanc & cartilagineux, couvert d'une membrane continuée de la conjonctive, & placée de façon que, pour peu que les paupieres se touchent, ils se touchent aussi. On a observé qu'une sonde froide appliquée sur l'un ou l'autre

15. Le Suc lacrimal.

16. Les cercles cartilagineux.

A iiij

de ces cercles , l'oblige à se recourber en dedans , & à perdre de sa figure & de son diametre.

17. Les points lacrimaux.

Ces ouvertures appellées *Points lacrimaux* , sont les orifices de deux petits tuyaux aboutissant au sac lacrimal , l'un par la paupiere supérieure , & l'autre par l'inférieure ; celui de la paupiere inférieure a environ trois lignes, & celui de la supérieure quatre, par rapport à la courbe qu'il est obligé de décrire pour aller se rendre au sac lacrimal, qui est un petit sac membraneux , oblong & situé en partie dans un canal osseux formé de l'apophise nazale de l'os unguis & de l'os maxillaire, & en partie dans un autre canal osseux , fabriqué dans le même os maxillaire, & achevé par une petite portion inférieure de l'os unguis, & une petite portion supérieure de la conque nazale inférieure.

18. Le conduit lacrimal.

Le conduit lacrimal osseux est d'environ deux lignes dans son plus grand diametre, c'est-à dire , dans sa partie supérieure , & s'étend obliquement en arriere vers la partie inférieure de la narine : dans la partie supérieure il forme un demi cercle , & dans l'inférieure qui est plus étroite que l'autre, un cercle entier, dont l'ouverture est à côté du sinus maxillaire sous la conque nazale inférieure.

Le sac lacrimal se divise en deux parties, sçavoir, la partie supérieure ou orbitaire, & la partie inférieure ou nazale. La partie orbitaire est située derriere le tendon mitoyen du muscle orbiculaire, excepté un quart environ qui se trouve plus élevé & le reste au-dessous : elle est percée dans sa partie supérieure du côté de l'angle interne de l'œil par un canal court formé de l'union des conduits lacrimaux, derriere ce tendon. Enfin après être parvenuë au bas du conduit osseux qu'elle occupe entierement, elle se termine par une espéce de petit sac plat dont la partie inférieure se trouve percée d'un trou qui sert d'orifice à un canal, appellé conduit nazal, qui s'ouvre immédiatement sous le milieu du bord supérieur de l'os spongieux. Entre l'angle interne des paupieres & le globe de l'œil on trouve un petit corps oblong appellé caruncule lacrimale, assez mal à-propos : car ce n'est pas un corps charnu, comme on se l'imagine, & si on veut l'examiner avec attention, on le trouvera glanduleux

& aſſez ſemblable à ces glandes nommées conglomerées.

24. Les ſourcils. On voit au-deſſus de la partie ſupérieure de l'orbite pluſieurs rangs de petits poils appellés ſourcils, dont la racine eſt tournée vers le nez & la pointe vers les tempes ; ils changent de ſituation, ſelon les différens mouvemens des muſcles du front, & l'on trouve que la peau & la membrane adipeuſe ſont un peu plus épaiſſes derriere ces poils, que dans les parties voiſines.

CHAPITRE III.

Des Muſcles des Paupieres.

25. Le releveur des paupieres. DEux muſcles donnent le mouvement aux paupieres, l'un appellé le releveur, & l'autre l'orbiculaire. Le premier ne ſert qu'à la paupiere ſupérieure, au lieu que l'autre eſt commun à toutes les deux.

Le releveur eſt attaché vers le trou optique au fond de l'orbite, entre le muſcle ſupérieur oblique, & la partie

poſtérieure du muſcle ſupérieur droit,
par un tendon fort étroit, d'où les fibres
charnus s'étendent immédiatement au-
deſſus du muſcle droit ſupérieur, & ſe
terminent au tarſe de la paupiere ſupérieure par une très-large aponeuroſe.

Le muſcle orbiculaire des paupieres
eſt un compoſé de tous les fibres charnus qui, en forme de couche ſimple & applatie, s'étendent autour des bords de
chaque orbite, & de-là couvrent les
deux paupieres juſques aux bords ciliaires.

Ce muſcle ſe peut diviſer en trois parties : La premiere eſt celle que l'on trouve
autour de l'orbite, entre les ſourcils &
le bas du muſcle frontal. La ſeconde eſt
entre le bord de l'orbite & le globe de
l'œil ; & la troiſiéme enfin, de tous les
fibres qui paſſent d'un angle à l'autre au-
deſſus des paupieres. Preſque toutes ces fibres ont un tendon commun placé tranſ-
verſalement entre l'apophiſe nazale de
l'os maxillaire & l'angle interne de l'œil ;
il diminuë par dégrés, à meſure qu'il approche de l'extrémité interne du tarſe, &
eſt, comme on le remarque, plus fort du
côté qu'il s'attache à l'os, que du côté de

l'angle interne : les fibres de ce muscle s'étendent de ce tendon en haut & en bas jusques à l'angle externe, où ils se rencontrent & s'unissent.

CHAPITRE IV.

Des Membranes communes du globe de l'Oeil.

28. La conjonctive de l'œil.

ON distingue dans le globe de l'œil deux membranes communes; sçavoir la conjonctive, & la tunique albuginée.

La premiere, qui semble tirer son nom de sa situation, est, comme je l'ai déja expliqué ci dessus, une membrane mince & presque transparente qui couvre le dedans de la paupiere, & continue jusques au bord de l'orbite, où elle se replie pour aller couvrir la surface exterieure du globe de l'œil. Cette membrane semble être la continuation de l'épiderme des paupieres.

29. La tunique albuginée.

La seconde, que sa couleur a fait appeller tunique albuginée & sa texture tendineuse, est ce que nous nommons ordinairement le blanc de l'œil. Elle est formée de l'extension tendineuse des quatre mus-

cles droits du globe de l'œil, & cette extension est intimément liée à la sclérotique.
On remarque qu'elle devient de plus mince en plus mince, à mesure qu'elle approche de la cornée, vers laquelle elle se joint
immediatement , & que dans son état
naturel elle porte quelques vaisseaux sanguins, mais dont le nombre , la situation &
le diamétre sont différens en differ entes
personnes.

CHAPITRE V.

Des Muscles de l'Oeil.

LE globe de l'œil est attaché dans l'orbite par six muscles , dont quatre sont
droits & deux obliques. Les quatre droits,
par rapport à leur situation, sont appellés
le muscle droit supérieur , l'inférieur, l'interne & l'externe , & par rapport à leur
usage particulier, le releveur, l'abbaisseur,
l'adducteur & l'abducteur. Les deux obliques sont appellés, l'un oblique supérieur
ou grand oblique, & l'autre oblique inferieur ou petit oblique. Le grand oblique
est aussi appellé trochléateur , parce qu'il
passe par un petit anneau cartilagineux qui

produit à peu près le même effet qu'une poulie.

31. Les muscles droits.

Les muscles droits sont attachés dans le fond de l'orbite par de petits tendons fort étroits à la partie de la dure mere qui se trouve aux environs du trou optique, d'où ils vont au milieu de la plus grande circonference du globe, où ils commencent à s'étendre en tendons plats & larges qui forment cette extension tendineuse ou tunique albuginée, dont j'ai parlé dans le chapitre précédent.

32. L'oblique supérieur.

Le muscle oblique supérieur est attaché par un tendon étroit au fond de l'orbite, d'où il s'avance entre le droit supérieur & le droit interne vers l'apophise angulaire interne de l'os frontal, ou il se termine par un tendon mince qui passe par un petit cercle cartilagineux fait en forme de poulie, & qui s'avance dans une espece de fourreau entre le releveur & le globe en s'élargissant, après quoi il s'insere à la partie postérieure laterale du globe vers l'abducteur ou muscle droit externe.

33. La poulie.

L'espéce de poulie par laquelle passe le trochléateur, est moitié ligamentaire & moitié cartilagineuse ; celle-ci est un peu applatie & represente à peu près un demi

cercle ; l'autre s'unit fortement aux extrémités de la partie cartilagineuse , & est attaché dans la petite fossette que l'on voit
sur l'apophise angulaire de l'os frontal ;
c'est cette partie ligamentaire qui rend
l'autre mobile & propre à obéir aux differens mouvemens du muscle.

Le muscle oblique inferieur est au bas
de l'orbite entre le droit inferieur & le
globe de l'œil ; il est attaché par son extrémité un peu tendineuse à l'apophise nazale
de l'os maxillaire vers le bord de l'orbite ,
d'où il passe obliquement & un peu transversalement en arriere sous le muscle droit
inférieur , & va s'attacher par un tendon
un peu plat à la partie posterieure laterale
du globe de l'œil vers le tendon du muscle
oblique supérieur.

34. Sa si-
tuation & sa
figure.

35. L'obli-
que infé-
rieur.

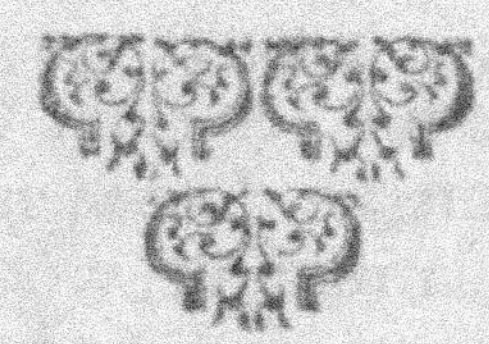

CHAPITRE VI.

De la Structure générale du globe de l'Oeil.

36. Structure générale, &c.

LE globe de l'œil est composé de parties solides & de parties fluides. Les parties solides sont celles qui forment le globe & les capsules membraneuses des différentes parties : & les fluïdes sont celles qu'on appelle *les humeurs.*

On distingue donc deux espéces de parties solides : les unes forment le globe même, les autres sont les capsules qui contiennent les humeurs différentes. Il y en a trois de communes ; la premiere ou externe se nomme *sclerotique,* dont la partie anterieure est transparente & se nomme *cornée.* La choroïde ou moyenne, & enfin la retine ou membrane interne. Les membranes capsulaires sont la tunique vîtrée & la tunique cristalline, ainsi nommées, parce que l'une renferme l'humeur vîtrée & l'autre le cristallin.

Les parties fluides ne sont autre chose

que

que les humeurs contenuës dans ces capsules, dont je viens de parler. La premiere appellée humeur aqueuse, est située immédiatement derriere la cornée ; la seconde ou humeur cristalline, qui tire son nom de sa ressemblance au cristal, est renfermée dans sa propre capsule, c'est un corps lenticulaire & transparent, dont la partie posterieure est plus convexe que l'anterieure : l'humeur vîtrée enfin qui est la troisiéme, est aussi renfermée dans sa propre capsule ; elle est placée derriere le cristallin & remplit tout le reste du globe.

Quoique le globe de l'œil paroisse exactement rond, il est cependant certain qu'il est quelquefois d'une demie ligne & quelquefois d'une ligne plus large d'un côte que de l'autre, ce qui le rend un peu angulaire, aussi-bien que la pression qu'il souffre immédiatement sous l'insertion des muscles droits. Mais ces irregularités ne sont pas égales dans chaque côté : par exemple, la partie de dessous le droit interne est plus platte que le reste, & la partie de dessous le droit inférieur est moins platte que celles du côté des angles.

Il est encore à remarquer que le globe

37. Figure du globe.

de l'œil dans un homme vivant eft ferme & tendu à peu près comme un balon rempli d'air, mais qu'immédiatement après la mort, il s'amollit confidérablement, fur-tout s'il eft tiré de l'orbite. On attribuë cette tenfion du globe à plufieurs caufes différentes, dont les principales font l'action continuelle de fes mufcles, & le fluide, qui entrant à chaque inftant dans fes vaiffeaux, le tient toûjours plein; fa molleffe par conféquent doit avoir pour caufe la relaxation des mufcles & la diffipation des fluides.

Par la même raifon, quand le globe de l'œil, après la mort, refte dans l'orbite avec fes parties contiguës, il ne s'amollit pas fitôt que quand il en eft dehors.

C H A P I T R E VII.

De la ftructure des parties du globe de l'Oeil. Premierement, de la Sclerotique.

LA fclerotique ou membrane externe du globe de l'œil, eft épaiffe, & compacte; c'eft elle qui renferme toutes les autres parties dont le globe eft compofé. On la divife en deux parties, dont la pofterieure ou la plus grande est appellée cornée opaque ou sclerotique, & l'anterieure ou plus petite s'appelle transparente ou cornée simplement, qui représente le segment d'une petite sphere posé sur le segment d'une plus grande sphere. La cornée opaque ou sclerotique est composée de plusieurs petites lames exactement liées les unes avec les autres. Elle est percée par le nerf optique dans sa partie posterieure ou elle est fort épaisse ; mais cette épaisseur diminuë à mesure qu'elle approche de la cornée.

La cornée transparente est dure, compacte & composée de plusieurs petites lames étroitement liées ensemble ; ses fibres ont une direction différente de celle de la sclerotique, & cependant se joignent si exactement que la cornée ne paroît autre chose qu'une continuation de la sclerotique.

La convexité de la cornée n'est pas circulaire comme on le suppose ordinairement, il est aisé de s'en convaincre en considérant avec attention que la conjonctive est si avancée sur sa partie superieure & inferieure, qu'elle rend le diametre du haut en bas plus court que celui d'un angle à l'autre, ainsi la si-

41. Sa structure.

42. La Cornée.

43. Sa Structure.

44. Sa Figure.

B ij

gure de la cornée forme une espece d'o-
vale entre les deux angles en dehors seulement, car en dedans elle est exactement circulaire. La cornée est percée d'u-
ne infinité de petits trous presque imper-
ceptibles, au travers desquels sort continuellement un fluide, qui se dissipe aussi-
tôt. Il est fort aisé de l'appercevoir après
la mort, en comprimant l'œil, & l'experience prouve que si après avoir fait se-
cher la cornée on réiteroit plusieurs fois
la compression, on verroit autant de fois
reparoître ce fluïde sur sa surface.

La seconde membrane du globe de
l'œil, ou choroïde, ainsi nommée, par
rapport à l'analogie que l'on a crû remarquer entre l'usage des vaisseaux du cho-
rion d'un fetus & ceux-ci, est immédiatement au dessous de la sclerotique
à laquelle elle est fort attachée depuis
l'entrée du nerf optique dans le globe, jusqu'à l'union de la cornée opaque avec la
cornée transparente, où elle commence à
la quitter, & à former cette partie membraneuse que l'on apperçoit, au travers
de la cornée, séparer le grand segment
d'avec le petit. Cette espèce de cloison
se nomme uvée, par rapport à la ressemblance qu'elle a, particulierement dans

45. Les trous de la Cornée.

46. La Choroïde.

47. L'u-
vée.

les animaux, à un grain de raisin avant qu'il soit mûr. Ce nom a été donné autrefois à toute la choroïde, & il n'est donné aujourd'hui qu'à la portion dont je viens de parler. Mais ce nom ne me paroît pas convenir plus à l'une qu'à l'autre dans les yeux des hommes.

La choroïde se divise en deux lames. La premiere ou externe est la plus forte & est composée d'une quantité infinie de fibres paralelles, qui forment plusieurs petits sillons, semblables en quelque façon à ceux que l'on voit au bout des doigts, dont le nombre augmente, & la direction change jusques à environ deux lignes de la circonference de la cornée, où cette lame se lie beaucoup plus fortement avec la sclerotique qu'en aucun autre endroit.

La lame interne de la choroïde est beaucoup plus mince que l'autre ; toute sa surface interieure est couverte d'une substance noirâtre entremêlée de rouge. Le célebre M. Ruysch a prétendu que cette substance étoit une membrane, & lui a donné son nom.

La couleur de la lame externe de la choroïde change dans les différens âges : elle est brunâtre, par exemple, dans les

enfans, un peu grife à l'âge d'environ
trente ans, & continuë de blanchir jufques à l'âge trés-avancé. On a remarqué
que la fubftance dont fe trouve couverte la lame interne de la choroïde, eft
fujette aux mémes changemens, excepté que la partie la plus proche de la cornée eft plus noirâtre que les autres.

Du bord de la circonférence interieure
de la choroïde, s'étendent un grand
nombre de fibres paralelles & ligamen-
taires tournées vers le centre du globe
de l'œil, & ils s'attachent fortement à
la plus grande circonference de la membrane capfulaire du criftalin : & forment
le ligament ciliaire, appellé par quelques
uns cercle ciliaire, qui a environ une demie ligne & quelque fois trois quarts de
ligne en longueur : fa partie pofterieure
eft couverte d'une fubftance un peu plus
noire & moins épaiffe que celle qui couvre la lame interne de la choroïde : fa
furface pofterieure eft liée fort intimement à la membrane de l'humeur vitrée,
& forme plufieurs petits fillons appellés
fillons ciliaires que l'on apperçoit en féparant le corps vitré de ce ligament.

La portion de la choroïde appellée
uvée fe divife en trois parties, l'anterieure,

51. Le li-
gament Ci-
liaire.

52. Les
Sillons Ci-
liaires.

53. Figu-
re de l'U-
vée.

l'interne & la posterieure.

L'anterieure, par rapport à ses différentes couleurs, se nomme *Iris* ; la postericure qui est composée d'une infinité de petits plis rayonnés, continués du bord de la choroïde, jusqu'à la circonference interne de la prunelle, où ils se terminent en angles aigus, s'appelle proces ciliaires; l'interne enfin est composé de deux plans de fibres musculaires, dont la direction est radiaire dans l'un, & orbiculaire dans l'autre. Les fibres radiaires partent de la circonference interne de la choroïde, passent au dessous des fibres orbiculaires & se terminent au bord de la prunelle : Les fibres orbiculaires sont situés l'un sur l'autre immédiatement au dessus des radiaires & sont continués autour de la prunelle, jusques à la plus grande circonference de l'uvée, dont la lame interne est enduite d'une substance un peu plus noire & moins épaisse que les parties posterieures du ligament ciliaire.

L'uvée est percée vers son centre d'un trou circulaire qui porte le nom de prunelle ; je dis vers son centre, parce que l'iris & la prunelle n'ont pas le même centre, car le bord de la prunelle est d'environ d'une ligne plus près de la circon-

54. L'Iris.

55. Les Proces Ciliaires.

56. Les Fibres musculaires de l'Uvée.

57. La Prunelle.

ference de l'iris du côté du nez, qu'il n'eſt
du côté des tempes.

58. Sa
Figure.

Quelques uns prétendent que l'uvée
dans l'Oeil de l'homme eſt convexe, &
ſoûtiennent leur opinion en ſuppoſant
que la chambre poſterieure de l'humeur
aqueuſe eſt extrémement petite, & que
le criſtallin eſt placé immédiatement derriere l'uvée, mais j'ai déja démontré le
contraire dans mon traité des maladies
de l'humeur criſtalline, & j'en parlerai encore dans la deſcription des chambres de
l'humeur aqueuſe, ainſi nous avons toute
raiſon de croire que l'uvée eſt plane, &
non pas convexe, d'autant que l'on explique aiſément cette convexité apparente par la refraction des rayons de lumie-
res dans leur paſſage à travers la cornée
& l'humeur aqueuſe.

59. La
Retine.

La troiſiéme membrane du globe de
l'Oeil appellée *retine*, à cauſe de ſa reſ-
ſemblance imaginaire à une toile d'araignée, eſt fine, douce, blanche & preſque
tranſparente : on la diviſe en deux lames, l'une nerveuſe & l'autre vaſculaire,

60. Sa
lame ner-
veuſe.

la lame nerveuſe eſt une continuation
des fibres du nerf optique & prend ſon
origine à l'inſertion de ce nerf dans le
globe. Elle paſſe autour de la ſurface ex-

terieure de la tunique vitrée jusques à la circonference la plus grande du ligament ciliaire, dans lequel entrent plusieurs de ces fibres.

La lame vasculaire de la retine tire son origine des vaisseaux sanguins qui entrent avec le nerf optique dans le globe, & passe (comme je tâcherai de le démontrer, quand je parlerai de ces vaisseaux) autour de la surface exterieure de la lame nerveuse jusqu'à la plus grande circonference du ligament ciliaire. Ces deux lames sont intimément liées ensemble.

61. La Lame vasculaire.

La lame vasculaire a quelque liaison avec la substance noirâtre appellée membrane Ruyschienne, mais la lame nerveuse paroît n'en avoir aucune avec la tunique vitrée. On remarque que la retine est plus épaisse que la choroïde, & qu'elle devient plus mince en approchant du ligament ciliaire.

Les nerfs optiques prennent leur origine dans la partie inférieure des éminences du cerveau, appellées couches des nerfs optiques ; ils forment une petite courbe, & s'approchent ensuite l'un de l'autre vers la partie supérieure de la selle turcique, de-là ils passent la selle sphénoïdale de la base du crane sur la partie antérieure de la

62. Les nerfs optiques.

glande pituitaire , & s'unissent ; après quoi
il se séparent & s'étendent obliquement
vers le trou optique de l'os sphenoïde, par
lequel ils passent, pour entrer dans le globe
de l'œil. Le diamétre de ces nerfs diminue à mesure qu'ils s'éloignent du lieu de
leur origine,& qu'ils s'approchent de celui
de leur union.

53. L'in-
sertion du
nerf opti-
que.
　　　L'insertion de chacun de ces nerfs dans
le globe se fait de façon qu'ils se trouvent
beaucoup plus près du nez que des tempes.
Ils sont couverts de la pie mere & de la
dure mere, qui , à leur entrée dans le globe avec le nerf optique , s'attachent si fortement l'une à la sclérotique & l'autre à la
choroïde , que plusieurs Auteurs ont crû
que ces dernieres en étoient produites;mais
si on examine avec attention le nerf optique depuis son origine jusqu'à son entrée
dans le globe,on sera convaincu que la tunique sclérotique & la choroïde ne sont
pas continuées de la dure mere &de la pie
mere. Que l'on divise par exemple le
globe de l'œil en deux hémisphéres , en
commençant l'incision dans le milieu du
nerf optique,& la continuant au travers de
la sclérotique & de la cornée , on remarquera que la pie mere qui enveloppe im-

médiatement le nerf optique, entre dans
sa substance, & y forme plusieurs petites
cloisons cellulaires, qui n'ont aucune
communication avec la choroïde ; & que
la dure mere qui entoure exactement la
pie mere, n'a aucune analogie dans son
tissu avec celui de la tunique sclérotique.
De plus, le nerf optique se rétrécit considérablement à son entrée dans le globe,
où il forme une espéce de petit ganglion
dans lequel paroissent se terminer les
membranes qui couvrent le nerf optique.

CHAPITRE VIII.

Des Corps transparens, ou humeurs du globe de l'Oeil.

LE premier des corps transparens du
globe de l'œil, est l'humeur aqueuse, ainsi nommée parce qu'elle ressemble
beaucoup à l'eau. C'est un fluide très-
clair qui se trouve immédiatement au-
dessous de la cornée transparente, & qui
remplit tout l'espace qui est entre elle & la
capsule du cristalin. Si après quelque opération ou par quelque accident cette humeur sortoit de l'œil, elle se régénereroit

64. L'hu-
meur
aqueuse.

en deux ou trois heures.

65. Ses chambres.
On donne le nom de chambres de l'humeur aqueuse aux deux espaces qu'elle occupe entre la cornée & le cristallin, l'une est appellée chambre antérieure & l'autre chambre posterieure; l'anterieure se prend depuis la cornée jusqu'à l'uvée, & la postérieure depuis l'uvée jusqu'au cristallin.

66. Leur épaisseur.
Il a paru presque impossible jusqu'à présent de sçavoir exactement l'épaisseur de ces chambres, quelque dissection de l'œil que l'on ait pû faire, ni même par la congélation de l'humeur aqueuse; cependant Monsieur Petit le Médecin a inventé une machine, qu'il appelle ophtalmométre, par laquelle on trouve que la chambre anterieure de l'humeur aqueuse a ordinairement une ligne d'épaisseur, & la chambre postérieure un quart de ligne.

67. L'humeur cristalline.
Le second corps transparent, ou humeur du globe de l'œil, s'appelle cristallin par rapport à sa ressemblance au cristal. C'est un petit corps lenticulaire placé immédiatement au-dessous de l'humeur aqueuse, & logé, pour ainsi dire, dans une petite fossette appellée châton du cristallin, que l'on trouve dans la partie an-

rerieure de l'humeur vitrée. Il y est rete-
nu par une capfule membraneufe qui l'enveloppe & que l'on nomme, par rapport à
fon ufage, capfule du criftallin.

Cette figure lenticulaire du criftallin reffemble affés à deux fegmens de
fphére placés à côté l'un de l'autre,
dont le pofterieur feroit plus convexe
que l'anterieur. Sa circonference eft ordinairement ronde, il arrive cependant
quelquefois qu'un diamétre a un quart de
ligne plus qu'un autre ; mais ces exemples
ne font pas fréquens. On voit auffi quelquefois des inégalités fur la convéxité du
criftallin.

Le criftallin eft compofé de parties foli-
des & de parties fluides qui, quand elles
font féparées, fe trouvent molles, mucila-
gineufes & compofées de petites lames
placées les unes fur les autres, femblables
à celles d'un oignon. Il y a plufieurs manieres de découvrir la texture du criftallin. 1º. En faifant lever ces lames legere-
ment depuis le milieu du criftallin jufqu'à
la circonference; 2º. en le faifant boüillir
dans l'eau ; 3º. en le faifant deffecher, ou
bien en le mettant dans de l'efprit de nî-
tre, de vitriol & de fel avec de l'eau com-

69. Sa
ftructure.

mune , ou enfin en le mettant dans un
mélange d'une once d'eau forte avec quatre onces d'eau commune. Si après quelques unes de ces préparations on examine
le criſtallin, on remarquera qu'il aura perdu ſa tranſparence , qu'il ſera devenu plus
petit , & qu'il aura ſouffert quelque changement dans ſa figure. Si enſuite on ſépare
les parties , on appercevra un aſſemblage
de petites lames très fines , formées par un
nombre infini de petites fibres courbes qui
paſſent & repaſſent de l'intérieur à l'antérieur , & de l'antérieur au poſtérieur ; mais
qu'il n'eſt pas poſſible d'appercevoir ſans
l'aſſiſtance des lunettes.

70. Sa
conſiſtance
dans les
différens â-
ges.

On remarque que le criſtallin eſt beaucoup plus dur dans les hommes que dans
les enfans , & que cette dureté augmente
à meſure qu'ils avancent en âge ; mais
elle ne s'étend pas également ſur toutes
ſes parties ; le milieu , par exemple , eſt
plus dur que les extrémités. Pour ce qui

71. Sa
couleur.

eſt de la couleur , on ne lui en trouve
aucune , juſques à environ vingt-cinq
ans , où il commence à prendre vers ſon
centre une petite couleur jaunâtre qui
s'étend par dégrés vers la circonférence
juſqu'à l'âge d'environ quatre-vingt ans ,

que le cristallin ressemble à un petit morceau d'ambre fin & transparent.

On trouvera la convexité de la partie
antérieure & postérieure du cristallin,
son diametre, son épaisseur & sa pesanteur en différens âges, dans la table de
Monsieur Petit. *

‡ L'humeur cristalline est contenuë, comme je l'ai déja remarqué, dans une capsule membraneuse & transparente formée de la membrane de l'humeur vitrée;
cette membrane est composée de deux
lames qui se séparent l'une de l'autre au
bord de la concavité de l'humeur vitrée.
La lame externe va couvrir la surface
antérieure du cristallin, & l'interne se
divise en deux autres lames, dont l'une
couvre la surface postérieure du cristallin, & l'autre la concavité de l'humeur
vitrée. C'est la raison pour laquelle la partie postérieure de la capsule du cristallin est moins épaisse que l'antérieure:
quelques uns ont appellé cette capsule,
arachnoïde par rapport à sa ressemblance à une toile d'araignée, & d'autres l'ont

72. Sa
convexité,
son diame-
tre & sa pe-
santeur.

73. Sa
capsule.

* Voyez M. Petit, Mémoires de l'Académie des
sciences 1730.
‡ Idem.

nommée cristalloïde, par rapport à son usage.

74. La liqueur qui se trouve entre le cristallin & sa capsule.

75. La pesanteur de cette liqueur.

Le cristallin n'est en aucune façon attaché à sa capsule : il se trouve toûjours entre l'un & l'autre environ un demi grain d'un fluide. Pour connoître la pesanteur de cette liqueur, il suffit de peser d'abord le cristallin avec sa capsule dans leur entier, & ensuite de faire à celle-ci plusieurs petites ouvertures par lesquelles puisse sortir cette liqueur : après quoi pesant de rechef le cristallin & sa capsule, on trouvera par la diminution de sa pesanteur, le poids de cette liqueur que l'on aura fait sortir ; elle contribuë encore par sa quantité à rendre le cristallin plus ou moins mol ; à mesure que l'on avance en âge, par exemple, elle diminuë, & devient moins fluide ; ce qui fait que dans les vieillards le cristallin est beaucoup plus dur que dans les jeunes gens.

76. Changemens du cristallin rapport à cette liqueur.

77. L'humeur vitrée.

Le troisiéme corps transparent du globe de l'œil est l'humeur vitrée, ainsi nommée ; parce qu'elle ressemble beaucoup à du verre fondu ; c'est un fluide très-clair & transparent, situé immédiatement

ment derriere la partie postérieure de la capsule du cristallin & du ligament ciliaire ; il remplit toute la postérieure du globe de l'œil, & est renfermé dans une capsule très-fine, appellée tunique vitrée, qui est composée de deux lames intimement liées ensemble jusques au bord de la surface concave, où elles se divisent en trois, & forment, comme je l'ai déja remarqué, la capsule du cristallin & la membrane de la partie concave de l'humeur vitrée. La partie de cette derniere qui se trouve derriere le ligament ciliaire, a plusieurs petits sillons radieux, comme je l'ai déja dit, en parlant de ce ligament. La partie postérieure de cette humeur a la même figure que le globe, & la partie antérieure a une petite cavité pour recevoir le cristallin & sa capsule.

L'humeur vitrée est composée d'un nombre infini de petites vessies qui contiennent chacune un fluide limpide, & se communiquent les unes avec les autres. Antoine Maître Jan, pour connoître la véritable structure de cette humeur, en a séparé une de l'œil d'un homme mort nouvellement, qu'il a posée sur un Ais, où elle a pris une figure ronde & platte,

C

78. Sa capsule.

79. Sa structure.

80. Sa figure.

81. Structure de l'humeur vitrée.

82. Observations d'Antoine Maître Jan.

& a laissé couler petit-à-petit une liqueur
assez semblable à l'humeur aqueuse : il a
trouvé qu'elle sortoit de toute la superficie ; mais que la diminution de ce corps
ne s'appercevoit pas aisément, parce que
l'écoulement se faisoit lentement ; mais
qu'en perçant légerement la capsule,
l'humeur sortoit en plus grande quantité,
& perdoit de son épaisseur du côté des
ouvertures, pendant que les endroits aus-
quels il n'avoit pas touché, conservoient
la leur ; de façon, qu'en augmentant les
ouvertures, le corps vitré se vuide entierement, & beaucoup plus promptement que si l'on n'y touchoit pas.

Sa seconde maniere a été de prendre
un corps vitré, de le presser entre ses
doigts, & il a remarqué que quelque chose se rompoit en dedans, & qu'en le pres-
sant doucement, il en sortoit en assez
grande quantité une humeur qui y étoit
contenuë.

Pour troisiéme expérience enfin, il a
plongé ce corps vitré dans de l'eau presque boüillante, où il s'arondit & se con-
dense : ensuite faisant boüillir l'eau tout-
à-fait, le corps perd de son volume,
augmente en solidité, & conserve sa ron-

deur, & beaucoup de sa transparence.

De ces expériences il conclut premierement que la pellicule dont ce corps est
couvert est pleine en toutes ses parties de
pores ; ce qui fait que l'on voit sortir
l'humeur, lorsqu'il est posé sur un ais,
& qu'il perd de sa grosseur, lorsqu'il est
dans l'eau boüillante ; parce que la chaleur de l'eau faisant rarefier l'humeur,
elle est obligée de sortir par les pores de
la membrane.

Secondement, qu'outre la pellicule qui
couvre le corps, il a encore d'autres membranes ou fibres membraneux qui le traversent en tout sens, & qui dans l'eau se
racourcissent : ce qui fait que ce corps s'a-
rondit, & devient dur, & que l'on sent
quelque chose se rompre, quand on le
presse entre les doigts.

Troisiémement, que ces membranes
ou fibres doivent former quantité de petites cellules pour contenir cette humeur ;
parce que si elle n'étoit contenuë qu'entre des interstices de fibres, elle s'écoule-
roit promptement, si-tôt que la membrane qui couvre ce corps seroit rompuë en
quelqu'une de ses parties.

Quatriémement enfin, qu'il est abso-

lument nécessaire que ces cellules se
communiquent les unes aux autres par
de petits canaux ; ce qui fait que quand
la membrane a été percée, ces cellules se
vuident toutes successivement, & que
pressées un peu doucement elles s'écou-
lent plus vîte.

Ces raisons lui ont parû suffisantes,
pour lui persuader que le corps vîtré n'est
point une humeur congelée, comme on
se l'imagine ordinairement, mais plûtôt
un composé de membranes, de fibres &
d'un fluide.

CHAPITRE IX.

Des Arteres du globe de l'Oeil, & de ses parties contiguës.

81. Des
arteres du
globe de
l'œil, &c.

LEs arteres qui vont au globe de
l'œil & à ses parties contiguës, sont
des branches carotides externes & internes.

Immédiatement après que les deux
grandes branches des arteres carotides
sont parvenuës au larinx, chacune de
ces branches se divise en deux autres,
dont l'une s'appelle externe, & l'autre
interne.

L'externe est plus petite que l'interne,
& se divise encore en deux autres branches qui passent dans le globe de l'œil &
ses parties contiguës. La premiere de ces
branches envoye de petits branchages au
muscle orbiculaire & à l'angle interne du
globe de l'œil. La seconde, envoye une
grande branche qui après avoir passé par
l'ouverture orbitaire, se divise en plusieurs utres qui se répandent dans le pé-
rioste de l'orbite, la graisse, les muscles
du globe, les muscles de la paupiere supérieure, la caruncule, la glande lacrimale & la conjonctive de l'œil : ensuite
elles distribuent une infinité d'arteres
limphatiques dans les différentes parties
de cette membrane.

L'artere carotide interne, après être
entrée dans le crane, se divise en deux
branches, dont une passe dans l'orbite
par le trou optique, & l'autre par la fente orbitaire supérieure.

La branche qui entre dans l'orbite par
le trou optique, se divise en un très-
grand nombre de petites ramifications,
dont une partie entre dans la substance
du nerf optique, a son entrée dans l'orbite, & y demeure jusques à son inser-

86. Arteres de la lame vasculaire de la retine.

tion dans le globe. Il y a quelques-unes de ces petites arteres qui environnent le nerf optique, & qui entrent avec lui dans le globe de l'œil, jusques à la choroïde, où elles se divisent en une infinité de petites ramifications, dont une partie entre de tous côtés dans la substance de cette membrane, & l'autre forme la lame vasculaire de la retine.

87. Arteres de la capsule du cristallin.

La branche qui entre dans la substance du nerf optique, passe obliquement dans l'humeur vitrée, & continuë son chemin jusques à la partie antérieure du cristallin, près l'insertion du ligament ciliaire, d'où elle s'étend autour de cette capsule, & envoye de tous côtés un grand nombre de ramifications qui s'étendent assez régulierement vers le milieu de cette partie antérieure de la capsule.

88. Leur usage.

Cette branche jusques à son entrée dans le globe porte un fluide limpide, & s'apperçoit fort aisément avec toutes ses ramifications dans l'œil d'un fœtus injecté proprement. C'est cette artere qui porte le fluide qu'on trouve entre le cristallin & sa capsule, & dont le cristallin se nourrit, comme je tâcherai de le démontrer dans la suite.

Les autres ramifications de la branche qui entre par le trou optique percent la tunique sclerotique de tous côtés, un peu plus bas que l'insertion du nerf optique, & après avoir fait un chemin de deux ou trois lignes dans la substance de cette membrane, elles percent la choroïde où elles se divisent en plusieurs petits rameaux qui vont avec differentes directions jusques à la plus grande circonference du ligament ciliaire, où elles sont encore divisées en une infinité de petites branches qui passent dans la substance de l'iris, & de l'uvée. Ce sont ces branches, comme je tâcherai de le démontrer dans la suite, qui fournissent l'humeur aqueuse.

Toutes ces branches en traversant la choroïde, distribuent dans sa substance une grande quantité de ramifications très-fines.

La branche d'artéres carotides internes qui entre dans l'orbite par la fente orbitaire supérieure, se divise en plusieurs ramifications, qui à une petite distance l'une de l'autre, percent la tunique sclerotique près de sa plus grande circonférence, s'étendent l'espace de deux ou

89. Premiere branche des artéres de la tunique sclerotique

90. Seconde branche des artéres de la choroïde.

91. Artéres de l'iris & de l'uvée.

92. Leur usage.

93. Ramifications de la seconde branche des artéres de la choroïde.

94. Les limphes qui entrent dans les lames internes de la cornée.

trois lignes dans sa substance ; & après
avoir envoyé plusieurs artéres limphatiques jusques à la pellicule interne de
la cornée, ils entrent dans la choroïde
où ils se divisent encore en plusieurs
branches qui continuent leurs cours en
différentes directions, jusques à la plus
grande circonférence du ligament ciliaire, qui reçoit dans sa partie postérieure plusieurs petits branchages qui
partent encore de celle-ci. Ce sont ces
branches, comme je tâcherai de le démontrer dans la suite, qui fournissent
l'humeur vitrée.

Ces mêmes branches, en traversant la
substance de la choroïde, envoyent de
tous côtés des ramifications très-fines,
qui s'étendent dans la substance de cette
membrane.

CHAPITRE X.

De la maniere dont les corps transparens reçoivent leur nourriture. 1. De la production de l'humeur Aqueuse.

LES sentimens sont partagés sur la production de l'humeur aqueuse. Quelques uns prétendent qu'elle est filtrée par certaines glandes situées dans l'uvée ou dans le ligament ciliaire, ou dans l'un & l'autre. D'autres, qu'elle est fournie par des nerfs; d'autres, par une espéce de transsudation de l'humeur vitrée & de l'humeur cristalline; d'autres, par des vaisseaux limphatiques continués de la premiere branche des artéres de la sclerotique, d'autres, par ceux de la seconde branche, d'autres, de la premiere branche des artéres de la choroïde, d'autres, de la seconde, d'autres de la troisiéme : tous supposent que ces artéres déchargent ce qu'ils contiennent par une infinité de petites ouvertures situées autour de la plus grande circonférence de l'uvée ou du ligament ciliaire, ou même

100. Différentes opinions sur la production de l'humeur aqueuse.

de tous les deux. M. *Nuck* a un sentiment tout différent. Il prétend avoir trouvé certains vaisseaux limphatiques, qui se terminent, dit-il, dans la cornée, & fournissent l'humeur aqueuse ; il les a appellé *conduits aqueux des yeux*. * L'erreur de toutes ces opinions est assurément facile à découvrir, en considérant premierement, que les prétenduës glandes situées dans l'uvée ou dans le ligament ciliaire, n'ont été découvertes par aucuns de nos célébres Anatomistes, même avec l'assistance des Microscopes. Secondement, que les nerfs, petits comme ils doivent l'être en cet endroit, supposé même qu'ils contiennent un fluide, ne seroient pas capables de fournir au globe de l'œil dans son état naturel suffisamment l'humeur aqueuse, & moins encore quand il s'agiroit de remplir les chambres de cette humeur, après une

* Nuck, *Stalographia & Adenographia curiosa.*
Hovius, *Tractatus de circulari humorum motu in oculis.*
Briggs, *Ophtalmographia.*
Rhuysch, *Thesaur. Anatom.*
Galen, *de Oculis.*
Petit, l'Histoire de l'Académie des Sciences.
Maître Jan, Traité des maladies de l'œil.

ouverture faite à la cornée. Pour renverser l'opinion de ceux qui soûtiennent que
cette humeur est fournie par une transsudation du cristallin & de l'humeur vitrée, il me suffit de faire observer, que
le fluide qui remplit les petites vessies de
l'humeur vitrée, celui qui se trouve entre le cristallin & sa capsule, & celui de
l'humeur aqueuse, sont entierement différens, sans parler de l'absurdité qu'il y
a à supposer dans le ligament ciliaire,
ou dans les capsules de l'humeur vitrée
& cristalline, un passage par lequel cette
humeur puisse entrer dans les chambres
aqueuses. A l'égard des autres opinions
fondées sur le prétendu succés de certaines
injections, elles ne paroissent pas rendre
plus certaine la connoissance de la structure & de l'usage de ces vaisseaux, par rapport aux changemens considérables qu'elles ont dû causer dans leur diametre,
& dans leur situation. Comme on remarque que la plus grande partie des ramifications des branches de la carotide
interne qui entrent dans l'orbite, passe
par le trou optique, traverse la sclerotique & la choroïde, & se termine
dans la substance de l'humeur vitrée;

que de plus il n'y a aucune partie de ces
artéres , comme je le ferai voir dans la
suite , qui puiſſe être employée à fournir
de la nourriture au criſtallin & à l'humeur vitrée , & que l'uvée eſt un corps
trop petit pour demander une ſi grande
quantité de ces artéres ; il s'enſuit que
ces artéres ſeules fourniſſent l'humeur
dont eſt remplie la chambre aqueuſe.

*102. Sen-
timent de
l'Auteur ſur
l'humeur
aqueuſe.*

C H A P I T R E   X I.

De la nourriture du Criſtallin.

*103. Opi-
nions diffé-
rentes ſur
la nourri-
ture du
criſtallin.*

C E U X qui ont parlé du criſtallin ,
ont penſé diverſement ſur la maniere dont il reçoit ſa nourriture. Quelques-uns prétendent qu'elle eſt fournie
par certains vaiſſeaux limphatiques , qui
après avoir paſſé par le ligament ciliaire ,
entrent dans le criſtallin même : ainſi ils
admettent une communication immédiate entre le ligament ciliaire , le criſtallin & ſa capſule. D'autres croyent qu'il
eſt nourri par une eſpéce de tranſſuda-
tion de l'humeur vitrée : il y en a qui nient
la communication du criſtallin avec ſa
capſule par le moyen des vaiſſeaux , & ce-

pendant asſurent que le fluide provenant des vaiſſeaux qui paſſent par le ligament ciliaire, ſert à nourrir le criſtallin; à l'égard de la premiere de ces opinions, * elle eſt contredite par les auteurs qui ont le mieux écrit ſur cette matiere, & je prétens avec eux qu'il n'y a pas la moindre communication entre le criſtallin & ſa capſule. La ſeconde opinion paroîtra évidemment fauſſe, ſi l'on conſidére la différence qu'il y a entre le fluide qui remplit les petites veſſies de l'humeur vitrée, & celui que l'on trouve entre le criſtallin & ſa capſule ; & qu'il eſt aiſé de voir dans les ouvrages de M. Nuck, de M. Petit le Médecin, & de Maître Jan. La troiſiéme opinion ne paroît pas mieux fondée que lesdeux autres, puiſque la plus grande partie & peut-être toutes les ramifications de la branche de l'artére carotide interne qui entrent par l'ouverture ſupérieure, ſont diſtribuées dans le ligament ciliaire, & que ce ligament eſt un corps infiniment trop petit pour emploïer tant d'artéres à ſon uſage. Il s'enſuit qu'ils ſont deſtinés à nourrir le criſtallin ou l'humeur vitrée ; mais il eſt certain qu'ils ne peuvent pas être employés à la nour-

104. Ré-
ponſe à ces
opinions.

* Voyez les citations du chapitre précedent.

riture de l'humeur du cristallin : car si cela étoit, d'où viendroit la nourriture de l'humeur vitrée ? & de plus si on suppose un certain nombre de ces vaisseaux ainsi employés, quel usage devons-nous donner aux autres ? Nous ne pouvons pas supposer qu'ils sont destinés à fournir l'humeur aqueuse ou le fluide, dont les vessies de l'humeur vitrée sont remplies, parce que ces liqueurs sont différentes de celle qui se trouve dans le cristallin. Outre cela, si on accorde que le cristallin reçoit sa nourriture de toutes ou de quelques-unes des artéres qui se trouvent dans le ligament ciliaire, quel usage attribuera-t-on à cette artére limphatique, qui, comme je l'ai remarqué, vient du nerf optique passer obliquement par l'humeur vitrée, & se distribuer autour de la capsule antérieure du cristallin : il est certain qu'il ne peut pas servir à la nourriture de l'humeur aqueuse, ni à l'humeur vitrée, par rapport à sa situation & à sa petitesse ; c'est pourquoi je suis très-persuadé que le cristallin n'est nourri que par le fluide qui y est apporté au travers de la substance de l'humeur vitrée, par cette artere lymphatique, qui se vuide par ses extrémitez en-

105. Sentiment de l'Auteur sur la nourriture du cristallin.

tre le cristallin & la capsule, où il est absorbé par le cristallin.

CHAPITRE XII.

De la nourriture de l'humeur vitrée.

LES Sentimens sont également partagés sur ce qui regarde l'humeur
vitrée; plusieurs prétendent qu'elle reçoit sa nourriture des arteres limphatiques continuées de ceux qui forment la
lame vasculaire de la retine, qui passent à
travers la lame nerveuse, & qui percent de
tous côtés la capsule de l'humeur vitrée.
D'autres soûtiennent qu'elle est nourrie
par les arteres limphatiques qui s'étendent
de la premiere branche des arteres de la
choroïde. Quelques-uns veulent que ce
soit par ceux qui s'étendent de la seconde,
& d'autres enfin s'imaginent que c'est par
ceux de la troisiéme. *

106. Opi-
nions sur la
nourriture
de l'humeur
vitrée.

Pour répondre à toutes ces opinions,
je dirai seulement que s'il étoit possible
de trouver quelques-uns de ces prétendus
vaisseaux, il seroit nécessaire d'attribuer
quelque usage à cette grande quantité
d'arteres qui se trouvent dans le ligament,
& qui, comme je l'ai dit dans le chapitre

107. Ré-
ponses à ces
opinions.

* Voyez les Auteurs cités dans le Chapitre X.

précédent, ne peuvent être destinées à son service, ni contribuer en aucune façon à la nourriture de l'humeur aqueuse ou de l'humeur cristaline ; il faut donc conclure qu'il sert à nourrir le corps vitré, en envoyant de tous côtés au tour de sa tunique des vaisseaux limphatiques, dont le fluide sort par une infinité de petits orifices, & se décharge dans les petites cellules dont le corps vitré est composé.

108. Sentiment de l'Auteur.

CHAPITRE XIII.

Des Vaisseaux employés à renvoyer les fluides qui viennent au globe de l'Oeil & à ses parties contiguës.

109. Des vaisseaux employés, &c.

LE globe de l'œil & ses parties contiguës renferment une quantité infinie de veines limphatiques employées à renvoyer les differens fluides qui vont au globe de l'œil & à ses parties contigues. Celui de l'humeur aqueuse sort en partie par la cornée, & en partie est absorbé par les vaisseaux situés dans l'uvée ; celui du cristallin, par d'autres situés dans le ligament ciliaire, & le reste par les differens vaisseaux limphatiques. CHAP.

CHAPITRE XIV.
Des nerfs du globe de l'Oeil.

LE globe de l'œil & ses parties conuiguës sont composés des nerfs suivans.

110. Des nerfs, &c.

Les Nerfs.	Leur nom.	Les branches des nerfs qui vont au globe.
La 1e. paire.	Nervi olfactorii.	Quelques petits filamens qui communiquent avec la 5e. partie.
La 2e. paire.	Nervi optici.	Toutes leurs branches.
La 3e. paire.	Nervi motores oculorum.	Toutes leurs branches.
La 4e. paire.	Nervi trocleares	Toutes leurs branches.
La 5e. paire.	Nervi trigemini ou innominati.	Nervi orbitariŭ sive ophtalmici, Wittisii & nervi maxillares superiores.
La 6e. paire.	Nervi motores oculor. externi.	Toutes leurs branches.
La 7e. paire.	Nervi auditorii.	Une petite branche qui sort de la partie dure.

D

Outre tous ces nerfs, il va une branche du nerf intercostal au globe de l'œil.

Je vais examiner les ramifications de
tous ces nerfs, jusques où il est nécessaire
de les suivre pour le sujet que je traite.

111. Nerfs olphactoi-res.

Les nerfs olphactoires ou la premiere
paire prennent leur origine entre les éminences du *Cerebrum*, & après avoir été
recourbé intérieurement, ils courrent
fort proche l'un de l'autre, vers la partie postérieure de l'os ethmoïde, & immédiatement après ils se divisent en plusieurs filamens qui passent par les trous
cribleux de l'os ethmoïde ; après quoi ils
se communiquent avec deux petites branches de la cinquiéme paire.

112. Nerfs optiques.

J'ai déja traité des nerfs optiques ou
deuxiéme paire ; je vais présentement parler de la troisiéme paire des nerfs ou moteurs des yeux.

113. Nerfs moteurs des yeux.

Ces nerfs prennent leur origine vers
le bord du *Processus annularis* & courrent à côté de la courbure des arteres carotides, & après avoir percé la
dure mere vers la selle du sphenoïde,
entre dans l'orbite par la fente orbitaire
supérieure ; après quoi ils se séparent en
cinq branches différentes.

La premiere, ou branche supérieure paſſe ſous la ſurface inférieure du muſcle releveur de l'œil , vers le milieu duquel il envoye un filament qui va au muſcle releveur de la paupiere supérieure.

La ſeconde , ou branche interne eſt continuë juſqu'à l'abducteur , ou muſcle droit externe du globe de l'œil.

La troiſiéme , ou inférieure eſt beaucoup plus courte que les deux autres, & ſe perd dans la ſubſtance de l'abaiſſeur ou muſcle droit inférieur.

La quatriéme la plus groſſe , après avoir couru à côté du muſcle précédent , ſe perd dans la ſubſtance du petit oblique ou oblique inférieur.

La cinquiéme eſt fort courte , & eſt proprement une ramification de la quatriéme : elle envoye pluſieurs petits filamens qui entrent dans le globe proche le nerf optique : ils ſont ordinairement environ ſix en nombre , & partent du petit ganglion lenticulaire formé par cette même branche , & une branche de la cinquiéme paire. Après avoir reçu quelques filamens de la ſixiéme paire , &

114. La diſtribution de ces 5. branches.

115. Nerfs des muſcles du globe & releveur des paupieres.

116. Nerfs de l'uvée & du ligament ciliaire.

D ij

du nerf intercoftal , comme je le prouve-
rai dans la fuite, ils fe continuent dans des
directions différentes le long & autour
du nerf optique , & ils percent la fclérotique environ à deux ou trois lignes de
diftance du nerf optique , après quoi ils
rampent le long de la lame externe de la
choroïde jufqu'à l'uvée. J'ai remarqué
que ces filamens courrent horifontale-
ment de chaque côté , environ à une ligne ou demie ligne l'un de l'autre. Quand
tous ces filamens font arrivés à environ
une ligne de la plus grande circonférence du ligament ciliaire , chacun d'eux fe
fubdivife dans trois ou quatre filamens ;
ils percent la choroïde à fort peu de diftance les uns des autres , un certain petit
nombre defquels fe perd dans le ligament ciliaire , & le refte qui eft en beaucoup plus grand nombre , dans l'uvée.

117. Nerfs de la cho-roïde.

Chacun de ces filamens dans leur trajet
envoye de différens côtez une grande
quantité de filamens qui fe perdent dans
la fubftance de la lame interne de la choroïde.

118. *Ner-vus tro-chlearis.*

La quatriéme paire, ou *nervus trochlea-
ris* prend fon origine vers le quatriéme
ventricule du cerveau , & après avoir

percé la dure mere vers sa duplicature, entre dans l'orbite avec la troisiéme paire par la fente orbitaire supérieure, ou ils se perdent dans la substance du trochléateur ou muscle oblique supérieur, envoyant toûjours dans leur passage plusieurs petits filamens qui se communiquent avec les nerfs orbitaires.

Les *nervi trigemini*, ou cinquiéme paire prend son origine latérale vers la partie postérieure de la protuberance transverse de la moëlle allongée, & après avoir passé par la partie antérieure de l'apophise pierreuse, perce la dure mere, envoyant dans leur passage plusieurs filamens aux parties voisines ; ayant percé la dure mere, il entre dans les lieux caverneux où il forme un ganglion un peu irrégulier, qui après avoir envoyé plusieurs filamens à la dure mere, se divise en trois branches. La premiere se nomme *nervus orbitarius* ou *ophtalmicus* Wittisi. La seconde est le nerf maxillaire supérieur. La troisiéme le nerf maxillaire inférieur.

La premiere, ou *nervus orbitarius*, est une petite branche fort longue, qui ayant premiérement reçû quelques filamens

119. Nervi trigemini sive innominati.

120. Nervus orbitarius ou ophtalmicus Wittisi.

très-fins qui se communiquent avec le nerf de la sixiéme paire & une branche du nerf intercostal, entre dans l'orbite par la fente orbitaire supérieure, où elle se sépare en trois. La premiere, ou supérieure est beaucoup plus grosse, & est continuéë le long de la face supérieure de l'orbite jusqu'au muscle oblique supérieur à la tunique albugineuse, & à la conjonctive de l'œil. Cette branche envoye dans son passage de tous côtés plusieurs filamens très-fins qui se distribuent au muscle releveur de la paupiere supérieure.

La seconde, après avoir passé au-dessous du nerf optique, & continué entre le muscle droit interne & l'oblique supérieur jusqu'au grand angle, se perd dans la caruncule & sac lacrimal ; dans son passage il envoye 1°. un filament, qui rencontrant la cinquiéme branche de la troisiéme paire, forme ce petit ganglion, dont j'ai parlé ci-dessus. On remarque que cette branche envoye de tous côtés plusieurs filamens aux muscles par où il passe, & va jusqu'aux nerfs olphactoires.

La troisiéme est continuée autour de la surface latérale interne du côté de la tempe, & après avoir passé par le muscle externe droit, elle se distribuë dans la substance de differentes portions de la glande lacrimale ; dans son passage il envoye plusieurs filamens à la graisse & à la conjonctive de l'œil & au muscle orbiculaire des paupieres.

Le nerf maxillaire supérieur ou seconde branche de la cinquiéme paire est continuée jusqu'au trou maxillaire supérieur par ou il passe, & est réflechi vers le grand angle, & après il passe entre le globe de l'œil & la partie inférieure de l'orbite jusqu'au trou orbitaire externe ; de ce côté de l'orbite il reçoit quelques filamens extrêmément fins de la portion dure de la septiéme paire, & ayant percé l'orbite, il envoye de tous côtés des filamens qui se distribuent dans la graisse. A l'égard du nerf maxillaire inférieur, ce nerf ni aucunes de ses branches n'ont aucune communication avec l'œil ni ses parties contiguës.

La 6e. paire, ou les nerfs moteurs externes des yeux, prend son origine de la protuberance transversede la moëlle alongée,

---

123. Nerfs de la glande lacrimale.

124. Seconde branche de nerfs de la conjonctive de l'œil.

125. Nerf maxillaire supérieur.

126. Nerfs moteurs externes des yeux.

& entre dans la dure mere vers l'extrémité
de l'os occipital, après avoir communiqué
avec le nerf orbitaire par deux filamens,
& reçu un autre du nerf intercost. 1; il entre dans l'orbite par la fente orbitaire superieure , & il se perd dans le muscle
abducteur du globe de l'œil.

117. Nerfs auditoires.

La 7e. paire , ou nerfs auditoires, prend
son origine vers la partie superieure de la
protuberance de la moëlle allongée deux
de chaque côté, qui s'appellent portion du
re & portion molle. La portion molle est
continuée jusqu'au trou auditoire superieur, & la portion dure jusqu'à l'apophise
pierreuse , près de laquelle il reçoit quelques filamens de la premiere branche de
la 5e. paire, & envoye une branche à la par-

118. Nerfs des muscles orbiculaires des paupie-res.

tie anterieure de la tempe ; cette branche
envoye deux ou trois petits filamens qui se
perdent dans le muscle orbiculaire des paupieres. La portion dure ayant quitté l'apophise pierreuse , se continuë aux glandes
carotides , envoyant des branches dans
son passage à ses parties voisines.

119. Communication de la 5. & 6. paire avec l'intercostal.

La 5e. & 6e. paire de nerfs communiquant avec quelques filamens du nerf intercostal , a donné occasion à quelques
Auteurs de conclure que ces nerfs pren-

nent leur origine de cette communication;
mais le contraire a été démontré par plusieurs expériences. *

Si l'on examine le nerf intercostal dès
son entrée dans le crane jusqu'à sa communication avec la 5e. & 6e. paire, on
pourra remarquer que chacun de ces nerfs
envoye trois filamens, deux desquels
vont à la cinquiéme paire, & l'autre à la
6e. paire, & qui diminuent peu à peu en
s'approchant de leur union, après quoi la
6e. paire devient visiblement plus grosse
du côté de l'œil; mais par rapport à la
grosseur considerable de la 5e. paire, quoi
qu'il devienne nécessairement plus gros,
cette augmentation n'est pas si facile à appercevoir que dans la sixiéme.

Le nerf intercostal, après avoir communiqué avec la 5e. & 6e. paire, sort du
crane par le même trou que les carotides
internes entrent.

* V. Petit, Memoires de l'Acad. des Sciences, 1727.

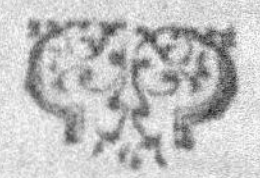

CHAPITRE XV.

De l'usage des differentes parties du globe de l'Oeil, & de ses parties contiguës.

130. L'usage des differentes parties du globe de l'œil, &c. 1°. De l'orbite.

1°. L'Usage de l'orbite de l'œil est de défendre le globe de l'œil des injures externes.

131. Des paupieres & de leurs muscles.

Les paupieres par le continuel, promt & subtil mouvement de leurs muscles, empêchent le trop libre passage de la lumiere dans l'axe de l'œil, & expriment & distribuent réguliérement le suc lacrimal sur sa surface.

132. De la conjonctive des paupieres.

La conjonctive des paupieres, au moyen du suc lacrimal, facilite le mouvement des paupieres sur la surface du globe de l'œil.

133. Des bords ciliaires.

Les bords ciliaires servent à fermer exactement les paupieres, à conduire le suc lacrimal au moyen des canaux transverses dans les points lacrimaux.

134. Les cils.

L'usage des cils paroît destiné à empêcher qu'aucun corps étranger n'entre dans l'œil.

Les sourcils paroissent destinés à empêcher la sueur d'entrer dans l'œil.

La matiere qui se sépare par les glandes
ciliaires, par sa viscosité, paroît être destinée à empêcher le suc lacrimal de passer
par-dessus les paupieres & de les unir pendant le sommeil.

Le fluide qui se sépare par les glandes lacrimales au moyen des paupieres fait que
le mouvement du globe est libre & facile,
conserve sa surface nette, claire & transf-
parente, & a le même effet qu'une éponge moüillée qu'on passe sur un miroir pour
conserver sa netteté.

Les points lacrimaux servent à recevoir
le suc lacrimal, & à le conduire dans le
sac lacrimal.

L'usage des cercles cartilagineux des
points lacrimaux paroît être principalement destiné à conserver les points lacrimaux toûjours ouverts pour recevoir
le suc lacrimal.

Le sac lacrimal est un réservoir du suc
lacrimal, d'où il le conduit dans le nez.

La caruncule lacrimale paroît principalement destinée à faciliter le passage du
suc lacrimal dans les points lacrimaux.

135. Les
sourcils.

136. De la
matiere sé-
paréepar les
glandes ci-
liaires.

137. Du
fluide qui se
sépare par
les glandes
lacrimales.

138. Des
points la-
crimaux.

139. Des
cercles car-
tilagineux
des points
lacrimaux.

140. Du
sac lacri-
mal.

141. De
la caruncule
lacrimale.

La conjonctive du globe de l'œil sert à maintenir le globe de l'œil dans sa situation naturelle.

L'usage des muscles du globe de l'œil en général est de le fixer dans une telle situation, que les pinceaux des rayons qui sont réfléchis d'un objet lumineux que nous voulons voir, soient transmis au travers de l'axe de l'œil pour imprimer son image sur l'organe immédiat de la vûë.

On croit en général que les muscles droits du globe de l'œil sont déstinés à tourner le globe vers le nez, de l'en éloigner, de l'élever, de l'abbaisser & de le tourner sur son axe, suivant qu'ils agissent conjointement ou séparément.

On croit aussi que les muscles obliques sont déstinés à soutenir le globe dans ses actions & contrebalancer l'action des muscles droits.

Il y en a qui pensent par l'obliquité singuliere de ces muscles, que s'ils étoient déstinés seulement à ces usages, il leur suffiroit d'avoir leurs points fixes au haut & au bas de l'orbite, ou vers les angles du globe dans la même direction, à quoi il a été répondu * que les muscles obliques ne peuvent pas être directement au-des-

* Voyez *Winslow* Mém. de l'Acad. des Sciences. 1724.

ſus ni au-deſſous de l'orbite , parce que le muſcle oblique ſuperieur empêcheroit néceſſairement l'action du releveur de la paupiere ſuperieure , qui eſt un muſcle large dont l'action eſt preſque continuelle & la direction toûjours la même , au lieu que celle des muſcles du globe de l'œil change à tout moment ; d'ailleurs ſi ces muſcles étoient placés latéralement vers les angles, il s'enſuivroit que l'angle exter-ne ſe trouveroit trop éloigné du globe de l'œil pour répondre à l'action du muſ-cle oppoſite , ce qui paroît par la ſituation oblique de l'orbite & ſituation naturelle du globe de l'œil ; car l'orbite couvre une fort petite partie du globe du côté du pe-tit angle , au contraire vers le grand angle il en eſt preſque tout-à-fait couvert, & l'on peut facilement appercevoir, ſi l'on exami-ne la poſition du globe de l'œil dans l'orbi-te d'un ſujet vivant que les bords de l'orbi-te ſont ſi obliques que quand l'iris eſt placé immédiatement en-devant, la diſtance en-tre l'iris dans cette ſituation & le bord ex-terne de l'orbite eſt près de deux fois plus grande qu'entre l'iris & le bord interne.

On voit par tout ceci, combien cette partie du globe de l'œil qui paroît hors de

145. Obſervation ſur la ſituation particuliere des globe de l'œil.

l'orbite, est éloignée d'être paralelle avec la superficie de l'Iris.

Il suit de cette observation de la situation du globe de l'œil dans l'orbite, que ces muscles qu'on appelle muscles droits ne le sont pas, nonobstant que leurs insertions soient toutes à une distance égale de l'iris, sçavoir, aux environs du milieu entre l'iris, & la plus grande circonference du globe de l'œil. Si l'on examine ces muscles avec exactitude, l'on trouvera que l'adducteur est le plus court & le seul muscle qu'on pourroit appeller droit ; que l'abducteur est le plus long & le plus courbé, ce qui l'a fait paroître oblique ; que les deux autres ne sont pas si longs que l'abducteur, mais qu'ils sont visiblement un peu courbes. A l'égard de l'obliquité particuliere des muscles obliques, il est évident que si ces muscles étoient placés lateralement vers les angles de l'orbite, outre que j'ai dit que l'angle externe est trop éloigné pour répondre à l'action de son opposite, il faut aussi qu'il rencontre l'abducteur, ce qui produira les mêmes inconveniens, que s'il étoit placé en haut, par rapport au releveur de la paupiere. J'ai déja observé

147. Des Observations sur la situation particuliere, & l'usage des muscles de l'Oeil.

dans la description de l'œil , que ces mufcles ont leur point fixé vers le bord de
l'orbite en haut , & en bas vers l'angle interne , & que l'inferieur court entre
le droit inferieur & le globe de l'œil ,
& que le fuperieur paffe à travers une
trochlée cartilagineufe qui a quelque ref
femblance avec une poulie , & court
dans une guaine entre le globe de l'œil
& fon receveur ; en dernier lieu , que
l'infertion de ces deux mufcles au globe de l'œil font du côté des tempes , d'où
ils vont en derriere vers le nerf optique ;
ainfi ils embraffent intimément cette partie du globe de l'œil. On voit par cette
defcription de ces mufcles que leur obliquité eft fort effentielle , & qu'il étoit néceffaire qu'ils fuffent obliques , parce que
autrement le globe de l'œil n'auroit jamais été foûtenu du côté de la tempe ,
par rapport à la diftance du bord de
l'orbite de ce côté-là , comme il a déja
été remarqué ; ainfi le plus grand ufage
de ces mufcles paroît être de fuppléer
au défaut d'appui , par l'union de leur infertion dans le globe de l'œil à côté des
tempes , & d'empêcher que le globe de
l'œil ne vacille pendant l'action de l'ab-

ducteur ; ainsi il paroît que ces muscles
font les antagonistes des quatre droits,
& s'ils n'eussent pas été obliques, il auroit fallu au moins trois muscles pour
contrebalancer l'action des quatre droits,
soit qu'ils agissent séparément ou conjointement, parce que les muscles droits
dans leur propre action tirent le globe de
l'œil vers le fond de l'orbite, & les deux
obliques agissent tout au contraire, ti-
rant le globe de l'œil en dehors de l'orbite & vers le nés en même tems. Le
bord de l'orbite du côté du nés par sa
convexité, sert au globe de l'œil, comme d'une espéce d'appui pendant que le
globe de l'œil se tourne de ce côté-là
en même tems, l'abducteur étant fixé, les
obliques ne peuvent pas tourner le globe pour le faire loucher du côté du nés.
Ces muscles par leur situation oblique
embrassant la plus grande partie du globe de l'œil un peu transversalement servent, comme il a déja été dit, à soûtenir le globe du côté de la tempe, ainsi le
globe est soûtenu de chaque côté pour lui
permettre de mieux faire ses mouvemens
autour de son centre sans vaciller ou
tomber du côté de l'un ou l'autre angle.

La

La sclerotique reçoit des vaisseaux pour le service des parties internes du globe de l'œil, & les conserve dans une situation convenable.

La cornée par sa transparence permet le passage de la lumiere, & par sa convexité une plus grande quantité de rayons tombe dans la prunelle.

L'usage de la choroïde (si l'on suppose la retine l'organe immédiat de la vûe) est principalement de recevoir des vaisseaux pour la nourriture du ligament ciliaires & de l'humeur vitrée, & par sa situation, couleur, & opacité, d'empêcher que la lumiere ne passe au-de-là de la retine, & qu'elle n'agisse pas assez violemment pour empêcher la perfection de la vision (comme il sera dit ci-après, en parlant de l'organe immédiat de la vûë) mais si l'on prend la choroïde pour l'organe immédiat de la vûë, son usage est de recevoir les impressions des objets lumineux, & au moyen de ses fibres nerveuses frappées par le mouvement de la lumiere, les idées des objets peints sur la choroïde étant transmis au cerveau sont excitées dans l'ame.

L'usage des ligamens ciliaires est de

148. De la Sclérotique.

149. De la Cornée.

150. De la Choroïde.

E

111. Des ligamens Ciliaires. suspendre le cristallin & de le conserver dans une situation & distance convenable de l'organe immediat de la vûë pour la perfection de la vision.

112. De l'Iris. L'usage de l'Iris est de terminer ou borner l'action des fibres musculaires de l'uvée.

153 Des Proces Ciliaires. Les proces ciliaires reçoivent les vaisseaux qui fournissent l'humeur aqueuse, & par leur couleur rendent la vision plus distincte.

154. Des Fibres musculaires de l'Uvée. L'usage des fibres musculaires de l'uvée est d'augmenter ou diminuer le diametre de la prunelle, ainsi dans le dégré ordinaire de lumiere, elles ne laissent pas passer plus de rayons de lumiere à l'organe immediat de la vûë, qu'autant qu'il en faut pour la perfection de la vision.

155. De la Prunelle. L'usage de la prunelle est de laisser passer une quantité déterminée de rayons de lumiere sur l'organe immediat de la vûë.

156. De la Retine. L'usage de la retine (si l'on suppose la choroïde l'organe immediat de la vûë) est principalement de modifier les rayons de la lumiere, pour empêcher qu'ils n'agissent trop violemment pour la perfection de la vision (comme il se-ra dit ci-après, en parlant de l'organe immediat de la vûë) mais si l'on prend la retine pour l'organe immediat de la vûë, son usage est de recevoir les impressions des objets lumineux, & par l'agitation de la lumiere sur ses fibres nerveuses, les idées des objets qui sont peints sur la retine, étant transmis au cerveau, sont excités dans l'ame.

Les nerfs optiques entrent dans le globe de l'œil du côté interne de l'axe de l'optique, ce qui est très-essentiel pour la perfection de la vision ; car les nerfs optiques à leur entrée dans le globe sont insensibles à la lumiere : s'ils fussent entrés à l'axe du globe de l'œil, alors le point du milieu de chaque objet eût été invisible, & s'ils fussent entrés du côté externe de l'axe optique, nous aurions perdu une partie de l'objet, puisque, l'experience prouve qu'il est possible de placer un objet d'une telle façon, que tous les rayons qui sont réflechis d'un certain point de cet objet, tombent sur le côté externe de chaque œil, mais il est impossible qu'ils puissent tomber sur le côté interne de chaque œil, par conséquent ce point de l'objet qui est perdu par un œil, est apperçu par l'autre.

**158.
Des hu-
meurs tranf
parentes
du globe
de l'Oeil
en général.**

L'ufage général des humeurs tranfparentes du globe de l'œil, eft de refraƈter les rayons de la lumiere, & de les tranfmettre à l'organe immediat de la vûë.

**159. De
l'humeur
aqueufe.**

L'ufage de l'humeur aqueufe eft de maintenir la cornée dans une convexité égale, de refraƈter les rayons de la lumiere, d'être un medium propre pour le mouvement du criftallin, & de permettre à l'uvée de faire librement fes mouvemens.

**160. De
l'humeur
criftalline.**

L'ufage de l'humeur criftalline eft par fa figure, fituation & confiftance, de nous faire voir les objets dans des diftances différentes, comme on le fera voir dans la fuite.

**161. De
la capfule
du criftal-
lin.**

L'ufage de la capfule du criftallin eft de le contenir & de recevoir des vaiffeaux pour fa nourriture.

**162. Du
fluide qui fe
trouve en-
tre le crif-
tallin & fa
capfule.**

L'ufage du fluide qui fe trouve entre le criftallin & fa capfule eft d'empêcher que le criftallin ne foit comprimé par les parties voifines dans les changemens de la longueur de l'axe de l'œil, de faciliter le mouvement du criftallin dans sa capsule, & de nourrir le cristallin même.

L'usage de l'humeur vitrée est de conserver le cristallin à une distance convenable de l'organe immédiat de la vûë, & d'être un medium propre pour faciliter ses mouvemens.

163. De l'humeur vitrée.

L'usage de la tunique vitrée est de contenir l'humeur vitrée, de recevoir & donner passage aux vaisseaux qui fournissent à l'humeur vitrée.

164. De la tunique vitrée.

CHAPITRE XVI.

De la vision, & des réfractions des rayons de la lumiere en général.

PAR vision, j'entens celui des cinq sens par lequel les différens mouvemens des rayons visuels sont assemblés par les humeurs de l'œil, & transmis à l'organe immédiat de la vûë ; les couleurs des objets visuels sont apperçûs avec leur distance, grandeur,

165. Définition de la vision.

E iij

nombre & figure; le medium de cette perception est la lumiere.

166. De la réfraction de la lumiere en général.

Avant d'expliquer comment les rayons de la lumiere sont réfractés dans leur paſſage à travers des corps diaphanes de différentes denſités & à travers les humeurs de l'œil, pour peindre les images des objets lumineux ſur l'organe immédiat de la vûë, il paroît fort à propos de donner les deux expériences ſuivantes.

1°. Si l'on ferme la porte & toutes les fenêtres d'une chambre, de façon que la lumiere ne puiſſe entrer qu'à travers un petit trou rond fait dans la fenêtre; ſi l'on tient un morceau de papier blanc dans la chambre à une certaine diſtance de ce trou, on appercevra les images des objets de dehors renverſés ſur le papier.

2°. Si l'on fait promener une perſonne à une certaine diſtance vis-à-vis ce trou en dehors, on appercevra l'image renverſée de cette perſonne peinte ſur le papier, beaucoup plus grande & moins confuſe, quand la perſonne s'approchera du trou, & beaucoup plus petite & plus confuſe, quand elle s'en éloignera.

Pour concevoir la raiſon de ces appa-

rences, l'on doit obſerver que les rayons
de la lumiere (chacune des plus petites
rayes de la lumiere, par rapport à la direction de ſon mouvement, s'appelle un
rayon de la lumiere) dans un nombre
infini, ſont réfléchis de chacun des plus
petits points de l'objet dans des lignes
droites, & que tous les rayons qui ſont
continués au trou, traverſent l'un & l'autre par une infinité de lignes, & ſont continués dans des diſtances différentes, ſans
ſe confondre l'un l'autre, ou ſans ceſſer de
continuer une ligne droite. Les corps lu-
cides, comme le ſoleil, la chandelle, &c.
jettent des rayons de chaque point viſuel
de leur ſurface de tous côtés, de la même
maniere que les corps opaques réfléchiſ-
ſent des rayons de tous côtés : ainſi chaque objet viſuel ſoit lucide, ſoit opaque,
jette des rayons qui s'éloignent les uns
des autres, ſuivant leurs directions. Ceux Planche 1.
qui dans la figure premiere ſont marquez
par A. B. s'appellent rayons divergens ;
mais ſi, par quelque moyen que ce puiſſe
être, les rayons dans leurs mouvemens
inclinent l'un vers l'autre, ils s'appellent
rayons convergens, B. A. mais quand les
rayons s'éloignent ou ſe rapprochent l'un

E iiij

de l'autre à un point d'une distance considérable jusqu'à paroître paralelle , ces
mêmes rayons nous les appellerions raïons
paralelelles , s'ils l'étoient réellement
comme les rayons C D. *fig*. 2. On
voit par tout ceci, que les rayons ré-
fléchissent des objets ci - dessus mar-
qués, qui sont entrés dans la chambre, & qui ont traversé l'un & l'autre
dans leur passage par ce trou , & pour
représenter l'image sur le papier que les
rayons qui étoient continués de la partie
supérieure traversent ceux qui étoient
continués de la partie inférieure , & aussi
ceux qui étoient envoyés du côté droit de
l'objet ont traversé ceux qui étoient en-
voyez du côté gauche , & ainsi de
chaque autre partie ; il s'ensuit que les
rayons passant de cette maniere par le
trou , & étant toûjours continués dans
une ligne droite , doivent nécessairement faire paroître l'objet renversé.

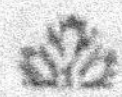

CHAPITRE XVII.

Des réfractions des rayons de la lumiere dans leur passage à travers des corps diaphanes de différente densité, & des pinçeaux de rayons, comme ils sont nécessaires à la vision.

QUand un rayon de lumiere sort obliquement d'un médium, ou corps transparent, & tombe dans un autre d'une densité differente ; à la surface de ce dernier médium, il se détourne de son chemin pour approcher vers la partie la plus dense, & ce changement de direction de ces rayons s'appelle réfraction : par exemple, supposez qu'R. I, fut un rayon de lumiere dans l'air tombant au point I. sur GG, qui est une surface de verre, au lieu de poursuivre son chemin dans la ligne I r, qui est la continuation d'R, I, ce rayon seroit rompu vers O, qui est le verre ou le médium le plus dense, & cette réfraction s'appelle réfraction vers la perpendiculaire, parce que si on tire une ligne, comme PP, à tra-

167. Des réfractions des rayons de la lumiere dans leur passage à travers des mediums de différente densité.

Figure 3.

vers le point d'immersion I , perpendiculairement à la surface G G , le rayon ira
dans la ligne I , E , plus proche de la perpendiculaire , que s'il eût continué dans sa
premiere direction R r ; & au contraire si
G G g g ou O Q étoit un corps de verre,
& g g la surface entre le verre & l'air ; le
rayon I E ne continueroit pas son chemin
dans la ligne I E D , mais au point F ,
& seroit tourné vers la substance la plus
dense ; ainsi il va dans une nouvelle
direction E F , s'écartant de la ligne p p ,
traversant E le point l'immersion & perpendiculaire à la surface g g. Voici la raison pourquoi la réfraction qui se fait sor-
rant d'un corps dense & entrant dans un
médium plus rare , s'appelle réfraction
hors la perpendiculaire.

COROLLAIRE I.

168. Dans
quel cas les
rayons de
la lumiere
ne souffrent
aucune ré-
fraction.

Il s'ensuit de tout ce que l'on vient de
dire , que si un rayon tombe perpendiculairement d'un médium dans un autre , il
ne souffre aucune réfraction , mais continuë dans le nouveau médium, sans changer la direction , par exemple : si P I étoit
un rayon de lumiere qui , passant par l'air,

tombât sur un verre dans une ligne perpendiculaire, il seroit continué dans la même ligne I P ; ainsi p E qui sort d'un verre dans l'air, sera continué dans la ligne E p sans réfraction.

COROLLAIRE II.

Il s'ensuit aussi que si un rayon tombe perpendiculairement sur un médium d'une densité différente, qui ait ses surfaces paralelles, ce rayon ne changera pas sa direction en passant par ce médium ou corps transparent, comme on peut voir dans le rayon S s qui sort de l'air, & entre dans le verre en T, & qui sort du verre, & entre en l'air en t.

N B. Le même arrivera, si le corps transparent a des surfaces sphériques oppofites, fuppofant que la ligne dans laquelle le rayon passe, fut perpendiculaire à la feconde furface comme il étoit à la premiere; comme on peut voir dans la figure 4. où les rayons R r paffent fans réfraction à travers des deux furfaces fphériques A a du verre lenticulaire A a.

COROLLAIRE III.

169. Dans quel cas la direction des rayons qui ont passé à travers un médium est dans une ligne paralelle, de ce qu'ils étoient avant la réfraction.

Il s'ensuit aussi de ce que l'on vient de dire, que si les rayons tombent obliquement sur un corps transparent qui ait ses surfaces paralelles au point de l'émersion & immersion, ces rayons, après avoir passé par ce corps, continuëront dans une ligne paralelle à celle de leur premiere direction. La réfraction à l'immersion renvoyera les rayons dans sa premiere direction autant que la refraction à l'immersition le doit détourner de son chemin; ainsi dans la *figure* 3. le rayon qui dans l'air étoit continué dans sa direction RI, à son immersion dans le verre est détourné hors de la ligne I r dans la ligne I E; mais quant à l'immersion, elle est tournée hors de sa nouvelle direction E D dans la ligne EF, qui est dans la même direction, c'est-à dire, paralelle à sa petite ligne R r, & non pas dans la ligne même; ainsi par le verre lenticulaire O Q (*figure* 5.) le rayon incident R I étant refracté au point I son immersion, il est réfracté autant hors la perpendiculaire E son emmersion, & ainsi est continué dans la ligne

EF, au lieu de la ligne E D, & il eſt continué paralelle à ſa premiere direction Ir.

N B. Si le corps tranſparent eſt fort mince, le rayon après l'emmerſion continuera fort viſiblement dans la même ligne comme il étoit avant l'emmerſion. Le même arrivera dans un corps tranſparent plus épais, ſi le rayon incident fait un petit angle avec ſa perpendiculaire.

Les loix de la refraction étant ainſi expliquées, on peut ſuivre le mouvement d'un rayon de lumiere à travers différens mediums, ſoit que les ſurfaces qui les ſéparent ſoient planes ou ſpheriques. Mais il me ſuffit ici d'examiner ſeulement ceux qui paſſent à travers des ſurfaces concaves & convexes.

170.
Comment on ſuit le mouvement d'un rayon de lumiere à travers des différens mediums.

Suppoſés I A I E a F (*figure* 4.) un verre lenticulaire, qui ait deux ſurfaces convexes égales ou inégales, comme ici les ſurfaces E a E ayant le centre de la convexité en c & plus convexe que la ſurface I A I, dont le centre de convexité eſt en C. Suppoſé que les trois rayons de la lumiere R I, R A & R I tombent ſur les ſurfaces I A I que par cette raiſon nous appellerons la ſurface anterieure de ce verre lenticulaire. Je dis que

ces deux rayons R I (étant refractés à
leur immersion ou entrée dans le verre,
& refractés encore à leur émersion en
sortant de ce verre) continueront dans
la direction R I E r & ainsi de suite pendant que le rayon R A est continué dans
la ligne droite R r passant à travers le
centre des deux convexités (ou plûtôt
par rapport au point R à travers C & c,
le centre de la convexité I A I & de la
concavité E a E) sans aucune refraction
du tout. Car si en I le point de l'immersion du rayon R I on tire la perpendiculaire P P, le rayon n'ira pas dans la
direction I o, mais sera refracté vers P
& continuera son chemin jusqu'au point
E, où rencontrant la surface concave
I a E, il quitte sa nouvelle route I E q,
& s'éloignant de P P perpendiculairement à cette surface, il fera une seconde fois refracté & continuera son chemin jusques au point a &c. On peut dire la même chose à l'égard de l'autre
rayon qui se trouve de l'autre côté, mais
le rayon du milieu R A n'est pas réfracté en A, parce que comme il passe à
travers, il est perpendiculaire à la surface I A I pour la même raison qu'il pas-

se par le point à travers la surface E a F sans refraction, comme il vient par e a perpendiculairement à cette même surface, & ainsi continuera son chemin au point r, &c.

Quelque soit la quantité de rayons qui viennent de R. & qui tombent sur la surface I A I sur le côté externe de I vers le bord d'un verre lenticulaire, chacun de ses rayons sera deux fois refracté dans son passage à travers de ce verre, & se rencontrera au point r, ou au moins fort proche sur le rayon central R r qui ne souffre aucune refraction. Tout ce qui est nécessaire pour suivre aucuns de ces rayons, est de sçavoir la quantité des angles de refraction o I E ou q E r; dont le sinus conserve toûjours une proportion certaine avec le sinus des angles d'incidence P I R ou I E p selon les différentes densités des mediums contigus. Un tel assemblage de rayons, se nomme pinceau de rayons qui consistent en deux cônes de rayons, dont les bases se joignent au verre, soit que ces cônes soient égaux comme dans la figure 6. ou inégaux, comme dans la figure 7. La mê-

171 Comment un pinceau de rayons est formé.

me chofe arrive quand les rayons viennent d'une diftance immenfe comme du
foleil, auquel cas, le cône pofterieur fera très court, comme dans la figure 8.

Quand les rayons divergens fe rencontrent pour la feconde fois derriere la
glace, le point dans lequel ils fe rencontrent au fommet du fecond cône a,
s'appelle le foyer de ces rayons, & fi le
premier cône eft fort long, ou fait des
rayons paralléles, dans ce cas, le foyer
de ces rayons eft dans le foyer du verre, c'eft-a-dire dans le point, ou les
rayons du foleil fe raffemblent & bru-
lent.

Le rayon du milieu qui n'eft pas refracté; s'appelle l'axe d'un pinceau, comme R A a r, voyés la figure 4. 6. 7.
& 8. & cette ligne eft auffi apellée l'axe
du verre, parce qu'elle paffe à travers
le centre des fegmens fphériques du verre. Si l'on tient une chandelle, ou quelque objet illuminé devant un verre lenticulaire, de façon que l'axe de ce verre tombe fur quelque point de cet objet,
les rayons qui viennent de ce point, &
qui tombent fur ce verre feront un cône de rayons, comme O B Q, lefquels

après

172. Dif-
férence en-
tre le Foyer
des rayons
& la figure
de la glace.

173. Axe
d'un pin-
ceau.

après avoir souffert leur réfraction par leur passage à travers ce verre, feront un autre cône de rayons comme O b Q dont le sommet sera en b le foyer de ces rayons, & si l'on tient un papier en b, l'image de ce point B au moyen de ce pinceau de rayons B O b Q tombera sur ce papier.

On a vû qu'une quantité innombrable de ces rayons peuvent passer en même tems à travers un verre lenticulaire sans se confondre, & par ce moyen peindre chaque point de l'objet de l'autre côté du verre sur le papier en a b c, mais dans une situation renversée. La différence des pinceaux des côtés à ceux du milieu, est que l'axe de ceux des côtés ne passant pas dans l'axe du verre, ils sont deux fois refractés, tellement qu'ils ne sont pas exactement dans la même ligne, mais il s'en faut fort peu, comme on a représenté par R I, E F (*figure* 5.). Dans la figure 9. A O a Q, & C O c Q réprésentent deux de ces pinceaux des côtés. Ces trois pinceaux & beaucoup d'autres venans du reste des points de l'objet entre A & C envoyent l'image de la chandelle ou de l'objet A C vers a b dans lequel

F

endroit, fi l'on tient un papier, on le verra peint fort diftinctement, pourvû qu'il
ne tombe fur ce papier aucune autre lumiere, ou au moins fort peu, que celle
qui vient de l'objet à travers de ce verre
lenticulaire.

Il paroît fort à propos de comparer
ici la maniere, dont les images font re-
çûës fur un papier dans la chambre
obfcure, dont on a parlé dans le dernier
chapitre, à travers un petit trou fans
verre, avec cette derniere maniere de le
faire dans la figure 10. S S répréfentant
la fenêtre d'une chambre obfcure, où il
y a un petit trou en H, & l'arbre A B en
dehors. Si l'on tient dans la chambre
proche le trou de la fenêtre le papier
P P a b, il recevra une petite image de
cet arbre qui eft en dehors, mais elle ne fera pas fi diftincte que l'objet même, parce
que les petits cônes de rayons, venant des
différens points de cet objet, frappant
fur le papier, couvrent un efpace plus
grand que la partie de l'objet, d'où ils
viennent, & par conféquent cette image eft peinte avec des couleurs moins
vives que ne font celles de l'objet ; outre
cela, les cônes voifins envoyant leurs

175
Les ima-
ges peintes
fur le pa-
pier dans
la chambre
obfcure,
fans un
verre, font
imparfai-
tes,

rayons fur le papier, s'entremélent tant
(excepté ceux qui fe trouvent immediatement dans l'axe) qu'ils détruifent en quelque façon les effets, les uns des autres, ce
qui rend l'image de l'objet fi foible, que fi
le refte de cette chambre n'étoit pas tout-
à-fait obfcur, cet objet feroit invifible. On
peut rendre cette expérience plus éviden-
te, en éloignant ce papier jufqu'à p p, où
l'image α β devient plus foible en devenant plus grande, parce qu'alors les bafes des cônes, qui forment l'image,
font plus larges, & par conféquent
moins parfaite, ainfi, fi le trou de la
fenêtre étoit plus large, comme, par
exemple, d'un pouce de diamétre, au
lieu d'une quarantiéme ou cinquantié-
me partie d'un pouce, les cônes de
tous les points vifuels de l'objet auroient leurs bafes fi larges, qu'elles ne
répréfenteroient aucune image fenfible fur le papier, même quand il feroit placé en P P (*figure* 11.) dans
lequel endroit, fi le trou étoit petit, il
recevroit une image diftincte ; par
exemple, b B b & a A a répréfentant
deux de ces fortes de cônes, qui après
avoir paffé par ce trou de même que tous

les autres cônes qui partent des différens
points visuels de l'objet répréfenteront
toûjours au lieu d'une image une lumiere
confuse fur le papier. Mais fi un verre
lenticulaire, comme L l étoit fixé dans
le trou d'une maniere qu'il le rempliffe,
les cônes des rayons venans de tous les
points de l'objet, ne continuëroient point
plus long-tems d'être divergens, mais feroient refractés & rompus dans leur paffage à travers le verre, de telle façon, qu'-
ils formeroient des cônes oppofés dans la
chambre obfcure, & formeroient autant
de pinceaux de rayons, comme il a déja
été obfervé ; ainfi on verra une image
vive & diftincte fur le papier en P P
dans le foyer des rayons de chaque pinceau ; la raifon eft que chaque point de
l'image alors peint avec tous les rayons
qui étoient auparavant écartés dans une
furface plus large, comme en b b, ou
a a, où les bafes des premiers cônes
font changées dans les fommets des cônes
oppofés.

CHAPITRE XVIII.

Explication de la vision, déduite de ce qu'on a dit dans les deux derniers chapitres.

ON peut comparer l'œil à une chambre obscure, & la reception des images sur le papier par le moyen des rayons, qui passent à travers le trou de la fenêtre, à l'impression que font les rayons qui vont au travers de la prunelle sur l'organe immédiat de la vûë. Si l'on suppose que le trou fait à la fenêtre de la chambre obscure, n'ait point de verre, l'image se peindra confusément sur le papier ; de même un œil que je suppose sans ses humeurs, ne doit recevoir l'impression des objets qu'imparfaitement, parce que les rayons venant des différens points de l'objet, & étant autant dévergent que le permet le diamétre de la prunelle, tomberont sur une surface proportionnellement plus large, & feront par conséquent une impression

176. Explication de la vision par la comparaison de l'Oeil avec la chambre obscure.

F iij

proportionnellement plus foible. Dans
ce cas les rayons venant d'un point
de l'objet, feroient confondus avec les
rayons venant à des points voifins, &
cela à proportion que l'objet feroit plus
près de l'œil: de façon que l'on verroit
plus diftinctement les objets éloignés.
Pareillement un gros œil doit voir moins
diftinctement qu'un petit, le fond du
globe étant plus éloigné de la prunelle,
& par conféquent l'image plus large &
plus imparfaite, comme α x β *fig.* 10.
au lieu que dans un œil plus petit, le
fond du globe étant moins éloigné de
la prunelle, l'image fera plus diftincte,
mais plus petite, comme a b c *figure*
10. Si le diamétre de la prunelle étoit
confidérablement large, jufqu'à avoir
un trou comme L l (*figure* 11.) les
rayons feroient tout-à-fait confus au
fond du globe, comme les rayons b B
b B b B & les rayons A a A a A a, &
alors il n'y auroit point de vifion. Mais
fi, comme on l'a déja expliqué, nous fuppofons un verre lenticulaire comme L l,
placé dans le trou de la chambre obfcure (*figure* 11.) alors les rayons feront

rassemblés dans le foyer de ce verre , & y peindront l'image distinctement, de même l'œil ayant toutes ses humeurs, le fond du globe sera comme le papier en P P sur lequel tombe le sommet de chaque cône interieur des pinceaux de rayons venant du point visuel de l'objet, qui par leur union font cette forte impression, qui fait la vision parfaite. La seule différence est , qu'au lieu de deux réfractions de rayons en entrant par le verre à travers duquel ils sont transmis dans la chambre obscure , ils feront trois réfractions dans l'œil pour former ces pinceaux, qui , venant de l'objet , se terminent au fond de l'œil, & qui nous donnent une idée distincte dudit objet, & tout ceci arrive dans la maniere suivante.

La douziéme figure répréfente tout ce qui concerne la vision dans l'œil de l'homme. E F G b X d répréfentent la fclérotique , dont la partie anterieure E F G qui eft tranfparente, s'appelle cornée , au deffous de laquelle eft l'humeur aqueufe L I M K N qui eft contenuë dans deux cham-

Planche 26

F iiij

bres I M K & L N qui font féparées l'une de l'autre par l'iris L N ,
qui a une ouverture I K qui forme la
prunelle ; M P R Q , eft la membrane que j'ai appellé la capfule , & qui eft
maintenuë dans fa place par le ligament
ciliaire P p R r , après quoi eft l'humeur
vitrée qui remplit tout l'efpace P Q R X
& la ligne courbe P p d X b r R. On doit
prendre pour la retine ce qui eft placé
derriere l'humeur vitrée ; & auffi pour la
choroïde ce qui eft placé entre elle & la
fclérotique ; je repréfente ici les trois
membranes , dont je viens de parler
pour éviter la confufion , ceci étant
plus que fuffifant pour exprimer l'organe immédiat de la vûë , foit que ce
foit la retine , foit que ce foit la choroïde.

377. Vifion par pin-ceaux de rayons.

Suppofons un objet B C D à une diftance convenable de l'œil. De chaque
point de cet objet les rayons tombent fur
l'œil , & tous ceux qui entrent dans la
prunelle , divergens en forme de cône ,
(étant trois fois refractés dans leur paffage
à travers les humeurs de l'œil) font un

autre cône dont le sommet tombe sur la
retine, & y donne une sensation de chaque point d'où ils partent, par exemple, du point C. qui est le point du milieu de l'objet, le rayon C F tombe sur
la cornée en F, & parce qu'il tombe perpendiculairement, il passe à travers l'humeur aqueuse sans aucune réfraction,
& continuë son chemin jusqu'en M. auquel endroit il entre dans la capsule du
cristallin, traverse le cristallin même
dans une ligne droite sans aucune réfraction, sort du cristallin dans la même
ligne, entre dans l'humeur vitrée en
Q, & continuë son chemin jusqu'à X.
Ce rayon est dans l'axe du pinceau du
milieu qui part de l'objet : à l'égard des
autres rayons qui partent divergens de
ce même point, & tombent sur le fond
du globe, on peut voir en suivant l'un
d'eux, comme, par exemple, le rayon
C E, qui tombant obliquement sur la cornée en E, & passant de l'air dans l'eau,
est refracté vers la perpendiculaire,
(comme il a déja été expliqué,) ce qui
l'amene plus proche de l'axe, ainsi
il tombe dans la prunelle en I. Si ce

rayon n'avoit pas eu cette réfraction , il
seroit tombé sur l'iris hors la prunelle ,
& par réflexion sortant du globe de l'œil ,
il auroit été inutile pour la vision , comme on voit par tous ces rayons qui partent du point C , & qui tombent sur la
partie de la cornée en E & G. Ce rayon
ayant passé par la prunelle , continuë
son chemin dans l'humeur aqueuse , &
tombe sur le cristallin , qui , étant
plus dense que l'humeur aqueuse re-
fracte ce rayon (qui dans cette direction
tombe obliquement sur la surface) vers
la perpendiculaire qui l'amene encore
plus proche de l'axe en q , d'où passant
obliquement dans l'humeur vitrée ; il
souffre une réfraction vers la perpendiculaire, laquelle refraction , par rapport
à la figure de la partie interieure du cristallin qui est concave du côté de la cornée, mene ce même rayon encore plus
proche de l'axe, jusqu'à ce qu'il tombe sur
l'axe même dans la retine en X; la même
chose arrive au rayon CG. qui tombe dans
la prunelle en K & continuë son chemin
jusqu'à X , ainsi tous les rayons entre
G & F , & E & F, sont par trois réfrac-

tions menés jusqu'au point X , où par leur union ils frappent sur l'organe immédiat de la vûë, & par ce moyen excitent dans l'ame une sensation du point C de l'objet. La ligne C X , si on la regarde comme une ligne qui tombe perpendiculairement à travers les membranes & les humeurs de l'œil , s'appelle l'axe optique, ou l'axe de l'œil, & quand on tâche de voir quelque point de l'objet distinctement , le rayon qui est l'axe du pinçeau des rayons , par lequel on voit ce point , continuë son chemin dans l'axe optique , jusques au fond du globe de l'œil.

Ces rayons qui partent , divergent du point D. l'une des extrémités de l'objet, de façon qu'ils tombent sur la cornée en E G , étant refractés trois fois dans leur passage à travers les membranes & les humeurs de l'œil (comme on a déja fait voir) passent jusques au point d. où ils forment l'image de ce point D par le moyen du pinçeau D E d G. Les rayons qui partent de B autre extrémité de l'objet, qui sont divergens jusqu'en O E G dans la même maniere après trois réfractions , s'unissent encore au point b, & forment l'image du point B par le moyen du pinceau B G b E. Tous les points visuels de l'objet (soit qu'il envoye des rayons par lui-même, soit qu'il refléchisse seulement des rayons empruntés) qui sont entre B & C, & C & D, & qui envoyent à l'œil des pinceaux de rayons, dont la plus grande partie remplit l'espace E G, & dont les cônes interieurs avec leurs sommets tombent sur le fond du globe de l'œil entre b & X, & X & d, & ainsi par toutes ces impressions, se forme l'image de l'objet au fond du globe de l'œil, mais renversée, parce que l'axe de chaque pinceau en passant par la prunelle, continue son chemin vers cette partie du globe de l'œil, qui a une situation contraire à celle de l'objet, d'où il part.

178 Le globe de l'Oeil change de figure, & devient plus ob. long, quand on regarde un objet fort

Le globe de l'œil ne garde pas toûjours la même figure, mais il devient quelquefois plus oblong, & par conséquent sa cornée plus convexe, par exemple quand nous regardons les objets de près; mais au contraire il a son axe plus court, quand on regarde les objets éloignés, & sans ce changement de la figure, nous ne verrions les objets diſtinctement qu'à une certaine diſtance, par exemple, ſuppoſés l'objet B C D à une diſtance conſidérable de l'œil F X, mais toûjours dans les limites de la viſion diſtincte ; je dis que ſi ce même objet étoit fort près, ſans être trop approché pour la viſion diſtincte, les rayons qui partent du point de l'objet C, & qui tombent ſur la cornée entre E & G auroient un dégré de divergence beaucoup plus grand que ſi le point C eût été beaucoup plus éloigné, & conſéquemment (comme la premiere réfraction ne les conduira pas ſi près de l'axe, que quand ils ſont moins divergens à leur incidence) les trois réfractions ne les conduiront pas pour s'unir au fond du globe de l'œil en X, mais leur foyer ſera au de-là de X, ainſi les extrémités des pinceaux ſeront, pour ainſi dire, coupés par le fond du globe de l'œil, avant que les rayons ſoient raſſemblés ; les cônes interieurs de chaque pinceau étant tronqués, ne produiront qu'une viſion imparfaite, par rapport à la foible impreſſion qu'ils feront ſur l'organe immédiat de la vuë. Mais ſi l'œil devenoit plus oblong par l'action de ſes muſcles,

proche ; & plus court en regardant un objet éloigné.

la cornée deviendroit plus convexe, &
donneroit aux rayons un plus grand dégré de réfraction à leur entrée dans l'humeur aqueuse à proportion de la divergence des rayons qui partent de chaque
point visuel de l'objet situé près de l'œil.
Ainsi les cônes des rayons au dedans de
l'œil auront leur sommet au fond du
globe, & produiront la vision distincte.

Il y en a qui ont crû que le ligament ciliaire changeoit la figure du
cristallin par son action sur la capsule, &
d'autres qu'il approchoit de la cornée, la
capsule & le cristallin, & qu'ainsi en pous-
sant l'humeur aqueuse vers la cornée, il la
rendoit plus convexe; d'autres ont cru que
le globe de l'œil ne changeoit jamais de figure, mais ce que j'ai dit ci-devant fait voir
le contraire, & il n'est pas nécessaire que
ce changement soit considérable, parce
qu'un fort petit changement sera suffisant
pour l'usage de la vuë, quand les objets
sont dans une distance convenable.

Il y a une chose que l'on doit observer à l'égard de la vision, qui est que
nous ne voyons qu'une partie de l'objet
distinctement dans le même tems ; car
il n'y a que les rayons qui partent des

179. Le ligament ciliaire ne change pas la figure du cristallin, ni ne rend pas la cornée plus ou moins con-vexe en ap-prochant ou éloig-nant le cris-tallin de la cornée.

180. On ne voit qu'une par-tie de l'ob-

points de l'objet qui font aux environs
de l'axe optique qui puiſſent avoir leur
foyer ou le ſommet de leur cone intérieur au fond du globe de l'œil ; par
exemple, les rayons qui partent du
point B n'ont pas leur foyer dans le
fond du globe de l'œil exactement en
b, comme nous l'avons repréſenté dans
la figure, mais au-delà en *c* ; parce que
comme tous les axes des pinçeaux des
rayons, qui partent de l'objet, ſe traverſent lorſqu'ils ſont arrivés dans la prunelle M. les points de convergence
des rayons ſur chaque axe dans l'œil
ſeront à des diſtances égales d'M, qui
eſt à une diſtance égale de M X, comme M *a*, & M *s* (*b* & *d*) étant dans le
cercle s T, dont le centre eſt M, & non
pas dans la courbe r b d p, dont le centre eſt dans le milieu de l'œil vers Q.
Ainſi les cones des rayons des pinçeaux
lateraux ſont pour ainſi dire coupés par la
retine en b & d, &c. devant que de former un point, & par ce moyen-là ils ne
donnent pas une impreſſion ſuffiſamment
forte pour rendre la viſion diſtincte, qui
l'eût été en *a* & *s* qui ſeroient les foyers des

jet diſtinc-
tement en
meme-
tems.

rayons, fi la retine étoit placée dans la
ligne courbe T β δ S, d'ou il s'enfuit qu'-
on n'a point de vifion diftincte que dans
le point de l'objet, qui eft dans l'axe optique, au milieu de l'objet que nous regardons; mais puifque l'organe immédiat de
la vûë a quelque épaiffeur, les impreffions
qui fe font de chaque côté d'X jufqu'à z
& a, feront fuffifamment fortes pour
donner une vifion diftincte de toutes les
parties de l'objet qui font peintes entre
a & z) ainfi fi nous fuppofons le pinceau de rayons, que (pour la plus grande intelligence) nous avons tiré de B.
jufqu'en b, & de D à d, & d'A à a, &
de Z à z, nous aurons une répréfenta-
tion affez exacte de l'image de l'objet
pour nous en donner une vifion diftincte.
Dans ce cas, nous avons dit qu'on peut
voir les parties de l'objet entre A Z en
les regardant pendant que les parties des
côtés d'A Z ne font apperçues, que parce que nous ne pouvons pas nous difpen-
fer de les voir. Tous les objets ou toutes les parties de l'objet qui font à la droite de D, & à la gauche de B, envoyeront
leurs rayons fi obliquement entre d & p
& b & r

& b & r , que les cônes des rayons dans l'œil seront très tronqués par la ligne courbe X r ou X p , depuis que leurs foyers sont dans les lignes courbes S X T, & par conséquent cette vision sera imparfaite; & encore davantage, plus les rayons approcheront d'r , ou de p , ces sortes de visions ne servent qu'à nous avertir des objets qui ne sont pas directement devant nous , & que nous pouvons voir après distinctement en tournant le milieu de notre œil vers eux, & en recevant leurs rayons dans l'axe de l'œil , comme , par exemple, quand nous regardons au point C, & que nous le voyons distinctement, le point D envoye ses rayons obliquement dans l'œil , qui étant interceptés par la partie d du globe de l'œil devant que de parvenir à leur foyer ♂, ils donnent une vision imparfaite de D , mais si on tourne un peu l'œil pour placer X , où étoit d , le foyer des rayons tombera sur X , & on aura une vision distincte de D , &c.

CHAPITRE XIX.

Des Mouches volantes.

181. Les mouches volantes ne sont pas des petits corps nageant dans l'humeur aqueuse.

LES mouches volantes sont occafionnées par une maladie de l'organe immediat de la vûë, dans laquelle on croit voir de petits corps étrangers, qui ont quelque reffemblance à des mouches ou autres figures qui volent en l'air, qui different dans leur figure, nombre, opacité & fituation, & qui paroiffent être en mouvement, quand l'œil fe meut, & fixes quand l'axe de l'œil conferve une certaine direction. Ce n'eft pas ici le lieu d'entrer dans le détail de la nature de ces mouches volantes, je renvoye cela à un ouvrage que je pourrai mettre au jour dans un traité complet fur les maladies de l'organe immediat de la vûë. A l'égard de celui que j'ai déja publié fur cette matiere, c'eft un ouvrage fait dans le tems de ma jeuneffe, où je n'avois pas encore eu les occafions d'approfondir cette ma-

tiere comme je le pourrois faire aujour-
d'huy , par rapport à la quantité d'experiences que j'ai faites ; mon deſſein étant
ſeulement de démontrer ici par les prin-
cipes d'optique , que le ſiege de cette maladie n'eſt pas comme quelques-uns ont
cru dans l'humeur aqueuſe [particulierement ceux qui ont favoriſé l'exiſtence des
cataractes membraneuſes ;] mais qu'il
eſt dans le ſiege de l'organe immediat de
la vûë , dont quelque partie eſt ſde-
venuë inſenſible aux impreſſions des
rayons qui partent de certains points des
objets , & je ferai voir , nonobſtant le
mouvement continuel que le malade
croit voir dans ces apparences , que les
parties ſenſibles aux impreſſions de la lumiere dans l'organe immediat de la vûë
ſont fixes , à l'égard l'une de l'autre, auſſi
bien quand ces apparences paroiſſent être
mouvement que quand elles paroiſſent
être fixes, comme on le verra clairement,
en donnant l'attention néceſſaire à la
figure treiziéme. Mais avant de s'expliquer ſur ce ſujet, il me paroît à propos
de donner une ſimple experience , par laquelle on verra que ces mouches ne peu-

182. La
vraye cauſe
des mou-
ches volan-
tes.

Planche III.

G ij

vent pas être occasionnées par aucun vice de l'humeur aqueuse.

Si l'on prend un verre lenticulaire dont
le foyer soit à environ deux ou trois pouces de distance, & qu'on le place devant
un objet lucide, comme une chandelle ou
un objet fortement illuminé par le Soleil
pendant le jour, on verra sur le papier
qu'on tient dans le foyer des rayons de ce
verre une image distincte de cet objet ; si
l'on met sur le côté de ce verre qui regarde l'objet, une quantité de petits mor-
ceaux de papier ou de grains de sable,
on n'interceptera qu'une certaine quantité de lumiere ; mais l'image sera aussi
parfaitement peinte sur le papier qu'auparavant. Cette simple experience paroît
assez démontrer que s'il y avoit quelques corps étrangers flottans dans l'humeur aqueuse audevant du cristallin, ces
corps n'empêcheroient pas les objets ex-
terieurs de faire les impressions sur le fond
de l'œil, pendant que les autres humeurs
conserveront leur transparence naturelle.
Supposé que DBACE réprésentent un
objet bien illuminé, par exemple, un
corps blanc, & d b a c e, son image dans

l'œil qui est ici réprésenté par le cercle
a e b pour éviter la confusion. A a O a
est l'axe du pinceau des rayons qui partent d'A , le point du milieu de l'objet ,
comme aussi l'axe optique ou l'axe de
l'œil , comme il est représenté par C M
Q X dans le pinceau C I X K de la 12ᵉ
figure ; D d B b C c E e, sont les axes des
pinceaux obliques ; comme Bb& Dd de la
figure 12, les autres rayons des pinceaux
qui appartiennent à ces mêmes axes , ne
sont pas désignés ici pour éviter la confusion. De ce que j'ai dit dans le dernier
chap. il s'ensuit que quand on regarde
au point A & qu'on le voit distinctement, on voit en même tems les autres
points qui sont autour, comme D B C E ;
mais on ne les voit pas distinctement ;
ce qui arriveroit cependant , en tournant , comme je l'ai dit , l'axe optique de telle façon qu'il tombât successivement sur l'un & sur l'autre ; si pendant que nous continuons à regarder A ,
quelque changement arrive en C ou en
E on apperçoit ce changement , mais
moins parfaitement que s'il étoit arrivé
plus près du A , & cette sensation imparfaite continuera si l'on est détermi-

Planche II.

G iij

né à garder l'axe d'optique fur le point A, ce qui fera fort difficile avec quelque attention qu'on le regarde; Si en même tems on conferve l'envie de fçavoir ce qui fe paffe aux points C & E, &c. fuppofez un petit corps opaque comme une mouche fur l'objet en C, & que ce petit corps fe promene de C à E, pendant que l'œil continuë de regarder fixement A, l'image de ce corps fur le fond du globe de l'œil fe promene de c à e, & l'on appercevra (quoiqu'imparfaitement) le mouvement entre C & E, & la même chofe arrivera entre d & b, fi ce qui s'eft paffé entre C & E, fe paffe entre B & D, &c. Suppofons à préfent, qu'au lieu d'un petit corps noir en C, il y ait une imperfection ou infenfibilité au fond du globe de l'œil au point e, l'œil regardant en A, fera affecté comme s'il voyoit une tâche noire en C, nonobftant que le point C foit blanc & fortement illuminé, parce que c au fond du globe de l'œil n'eft pas fenfible à l'impreffion des rayons qui partent du point C. L'envie d'examiner la tâche noire au point C, nous fait infenfiblement approcher l'axe de 'l'œil ∝ A, vers C, ce

que nous ne pouvons pas faire sans tourner un peu le globe de l'œil sur son centre O , en même tems que le point affecté *c* au fond du globe de l'œil est continué de c à *e*, qui portant l'apparence
de cette tache de C jusqu'à E , occasionne la même sensation qu'un corps opaque auroit occasionné par ses mouvemens de C jusqu'à E pendant que l'œil
conserve sa situation dans son centre O ,
or comme ce petit mouvement se fait mé-
caniquemeut sans aucune intention de
notre part ; nous avons l'idée d'un petit
corps opaque qui se promene depuis A
jusqu'à E , quoique réellement il n'y ait
point de corps opaque flottant hors de
l'œil, ni même dans l'œil devant le cristallin , mais cette sensation est occasionnée
par le mouvement du point insensible
c e a. Si , par l'insensibilité du point b,
la tache paroît en B sur l'autre côté
de l'axe de l'œil au fond du globe ; on
poursuivra aussi inutilement une tache
noire en B vers D , &c. comme il
peut se faire qu'il y ait plusieurs points
de l'organe immédiat de la vûë qui soient
insensibles ; il s'ensuit qu'il peut y avoir
des apparences distinguées les unes des

G iiij

autres qui répondent aux differens de-
grez de cette insensibilité & aux differentes figures des parties insensibles ; &
l'on tacheroit inutilement de regarder
ces taches en tournant l'axe optique d'un
angle à l'autre en haut ou en bas , &c. selon la situation où ces taches semblent
être. Comme nous les poursuivons en-
vain pendant qu'elles continuent à paroître indistinctes , cette vacillation de
l'axe optique nous fait attribuer des mouvemens irreguliers à ces corps supposez ,
pendant que c'est nous-mêmes qui mou-
vons leurs causes dans le fond du globe
de l'œil sans y faire attention.

Supposez que l'on applique une mouche
d'environ un demi pouce de diametre
sur le verred'une fenêtre à travers laquelle on peut voir le ciel quand il fait clair en
regardant du côté du nord; si la personne
qui se plaint de voir les mouches volantes , regarde avec attention cette tache
noire ou mouche appliquée sur le verre,
elle remarquera que toutes ces mouches
se rangent autour de cette tache sur le
verre ; mais comme toutes ces mouches
sont indistinctes en comparaison de cette
tache sur le verre , il est fort difficile de

s'abſtenir de tâcher de le voir mieux , ce qui leur donne ſur le champ un mouvement confus.

A l'égard du cas où ces mouches paroiſſent fixes , voici l'explication : ſi par exemple , le milieu du fond du globe de l'œil eſt inſenſible , ſuppoſons en *a* , de quelque côté que nous rournions notre œil , nous verrons toûjours la tache noire fixée ſur le milieu de chaque objet , ce qui nous prive de la viſion diſtincte , & s'il y a d'autres parties inſenſibles au fond du globe de l'œil qui ſoient ſituées auprès du point *a* , & comme les parties qui ſe trouvent aux environs du milieu ſont celles qui donnent la viſion la plus diſtincte dans l'état ſain , cette inſenſibilité des parties du milieu donnera l'apparence des taches noires placées à côté les unes des autres ſur le milieu de chaque objet , & ces mêmes taches noires paroîtront fixées autour de la tache la plus diſtincte , qui dans ce cas eſt le point vers lequel on dirige l'axe optique.

Ce que l'on vient de dire prouve qu'il n'y a pas d'autre moyen d'ôter ces apparences , qu'en rétabliſſant la perfection de l'organe immédiat de la vûe.

184. Quand les mouches volantes paroiſſent fixes.

CHAPITRE XX.

Où l'on examine jusqu'à quel point le cristallin est nécessaire à la vision.

185. Jusqu'à quel point le cristallin est nécessaire à la vision.

LE pouvoir du cristallin pour réfracter les rayons de la lumiere a occasionné plusieus Auteurs tant anciens que modernes, de croire qu'il étoit indispensablement necessaire à la vision, c'est-à-dire que si l'œil étoit privé de cette humeur, toûjours prête à recevoir ses rayons pour les réfracter après qu'ils ont passé par la prunelle, ils continueroient leur chemin avec si peu de réfraction que leur foyer seroit au-delà de l'organe immédiat de la vûe ; ainsi ils disent que la vision seroit fort indistincte sans l'assistance de cette humeur: à quoi je répons, que si on considere avec attention ce que j'ai avancé dans le Chapitre précédent, on sera bientôt convaincu que cette humeur n'est pas essentielle à la vision, car les rayons réfléchis des points de l'objet qui entrent dans l'œil à travers la prunelle, & qui passent à travers la cornée & l'humeur

aqueufe, c'eft-à-dire qui paffent d'un médium rare dans un plus denfe à travers
d'une furface fphérique, ils deviendront
convergens après leur réfraction, fi le
point eft à une diftance convenable de
l'œil; par conféquent fuppofant le criftallin ôté de l'axe de l'œil, les rayons nonobftant pafferoient à travers de l'humeur vitrée & aqueufe, & peindroient
l'objet fur l'organe immédiat de la vûë.

Néanmoins ces rayons ne fouffrant
ainfi que deux réfractions confidérées
entre la denfité de l'humeur aqueufe &
celle de l'humeur vitrée, il faut néceffairement que l'objet foit peint fur l'organe
immédiat de la vûë beaucoup plus grand,
& par conféquent beaucoup moins parfait que quand ils paffent à travers le criftallin; car nonobftant que cette perte du
criftallin foit remplacée en quelque façon
par le changement de la figure & longueur de l'axe de l'humeur vitrée (comme
j'ai fait voir dans mon Traité des maladies
de l'humeur criftalline, imprimé à Londre l'année 1736) cependant les rayons
réfléchis de différens points de l'objet
n'étant pas fuffifamment réfractez, il
faut, comme j'ai dit, qu'ils tombent fur

n'est pas in-
dispensa-
blement
nécessaire
à la vision.

une surface plus étenduë de l'organe immédiat de la vûë, & par conséquent représenter l'image de l'objet imparfaite; ainsi le cristallin paroît être par sa figure & densité, nécessaire seulement pour recevoir une plus grande quantité de rayons, & les en approchant plus près de la perpendiculaire, les faire tomber sur une surface plus petite de l'organe immédiat de la vûë, & par conséquent peindre l'image plus parfaitement; il paroît par tout ceci que l'humeur cristalline n'est pas indispensablement nécessaire à la vision, quoique l'on puisse dire qu'elle est essentielle pour la rendre distincte.

187. Il est
nécessaire
pour bien
voir les ob-
jets des dif-
férentes
distances,

Il est certain qu'un des grands usages du cristallin à l'égard du changement de la situation des objets, est de nous les faire voir également bien à différentes distances; car puisque les rayons qui sont réfléchis de différens points des objets proches de l'œil sont beaucoup plus divergens que ceux qui en sont éloignez, si cette humeur conserve toûjours une même distance de l'organe immédiat de la vûë, il n'y auroit qu'une distance déterminée dans laquelle on pourroit voir les objets distinctement,

& si l'organe immédiat de la vûë étoit
à une distance convenabl e pour recevoir
exactement le foyer des rayons paralleles,
tant que le cristallin conservera la situation qu'il a dans ce cas, il n'y a point d'objet qui puisse faire son impression distinctement sur l'organe immédiat de la vûë, que
que ceux qui en seront bien éloignez,
au contraire si le cristallin étoit situé de
façon à envoyer les images des objets
proches, sur l'organe immédiat de la vûë,
lorsqu'ils seroient plus éloignez, les
rayons des pinceaux réfléchis de chaque
point de l'objet seroient réunis avant d'arriver sur l'organe immédiat de la vûë,
& devenant divergens, représenteroient
une image confuse ; ainsi si le cristallin
conservoit toûjours une même situation,
il n'y auroit de vision distincte que
quand les objets seroient placez à une
certaine distance de l'œil.

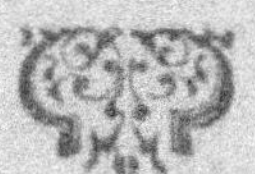

CHAPITRE XXI.

Où l'on tâche de démontrer que ce n'eſt pas le ligament ciliaire qui produit ces changemens de ſituation du criſtallin, néceſſaires pour faire voir les objets à diſtances différentes, mais que ce ſont les changemens qui arrivent dans la longueur de l'axe de l'œil.

DE ce que j'ai dit dans le Chapitre précédent, il eſt évident que le criſtallin s'approche & s'éloigne de l'organe immédiat de la vûë pour nous faire voir les objets à différentes diſtances ; il s'agit à préſent d'examiner ſi ce changement de ſituation du criſtallin eſt occaſionné par le ligament ciliaire ou par quelque changement dans la longueur de l'axe de l'œil ; ceux qui favoriſent le ligament ciliaire prétendent que les fibres ſont muſculaires, & qu'ainſi quand elles ſe contractent, elles éloignent le criſtallin du fond du globe de l'œil, & étant alors gonflées,

les côtés postérieurs font une pref-
fion fur les extrémités antérieures de
l'humeur vitrée fur laquelle elles font
placées, & par la réfiftance que tout le
corps vitré reçoit du fond du globe de
l'œil, l'axe de l'humeur vitrée devient
proportionnellement allongé.

Mais je crois qu'il ne fera pas néceffaire
pour prouver l'erreur de cette opinion,
de faire autre chofe que d'obferver, 1°.
que fi elle étoit vraye, l'on ne pourroit
jamais voir les objets que de deux diftances déterminées, c'eft-à-dire quand
les fibres de ce ligament font dans leur
état de contraction ou de relaxation, &
2°. (ce qui me paroît fans réplique) comment l'œil peut-il voir les objets à des
diftances différentes après que le criftallin
a été ôté de l'axe de l'œil par l'opération
ordinaire de la cataracte, s'il n'arrive
quelque changement de l'axe de l'œil ;
mais l'on peut rendre cela plus évident
par des figures.

Fig. 1. planche 4. fuppofés que B C B X
repréfentent la figure du globe de l'œil
fituée de telle maniere que les rayons p o
p o paralleles à l'axe A C P, après avoir
traverfé la cornée en o o & le criftallin

188.
Le liga-
ment ciliai-
re n'eft pas
la caufe du
change-
ment de fi-
tuation du
criftallin.

L m L (dans lequel paſſage ils ſouffrént trois réfractions) ils ſe rencontrent ſur la rétine en X & produiſent une viſion diſtincte de quélque point d'un objet diſtant vers A , je dis que ſi ce point viſuel ou objet eſt approché de l'œil en telle façon que les rayons paralleles p o p o deviennent les rayons divergens d o d o , ces rayons après leurs trois réfractions en paſſant par la cornée & le criſtallin, auront leur foyer en P , & par conſéquent ſeront interceptés par la rétine en X avant qu'ils puiſſent s'unir dans un point, ce qui occaſionnera une viſion indiſtincte des points de l'objet A ; mais ſi par l'action des muſcles de l'œil la figure du globe eſt changée de façon à devenir plus allongée , le fond du globe de l'œil ſera plus éloigné du criſtallin, & ainſi le point X ſera plus proche du point x qui eſt plus proche du foyer des rayons , mais il ne ſera pas ſuffiſant pour rétablir la viſion diſtincte ſans qu'il s'y faſſe quelque changement dans la direction des rayons , de façon que le foyer de leurs rayons tombe ſur x au lieu de P : voici comment cela arrive , comme la figure de l'œil eſt changée de B C B X à b c b x ,

la

189. Le criſtallin ne change pas de figure quand il change de ſituation.

la cornée avançant jusqu'en c devient plus convexe, & par cette addition de convexité les rayons sont plus réfractés en o o que quand elle étoit moins convexe, & par conséquent le foyer est avancé jusqu'à x, tout ceci se fait sans aucun changement de figure du cristallin L m L, parce que sa capsule étant remplie de tous côtés, il ne peut pas changer de figure sans altérer sa texture.

Comme ce changement de longueur du globe de l'œil se fait par l'action de ses muscles, cette action est bornée de façon qu'elle ne peut operer ces changemens que jusqu'à un certain point qui est proportionné aux différens usages d'un œil bien conformé ; mais si l'œil n'est pas bien conformé, soit qu'il soit trop convexe ou trop plat, nonobstant qu'il soit parfait dans toutes ses parties, l'action de ces muscles dans ces sortes d'yeux ne peut pas produire ces changemens, ce qui me conduit à considérer les différentes especes de vûës.

190. La figure du globe de l'œil est changée par l'action de ses muscles.

CHAPITRE XXII.

Des différentes espéces de vûë, où l'on a táché de donner une démonstration du vrai siége de la cataracte & du glaucome, & une description exacte des nouvelles operations pour les différentes espéces de ces maladies, avec les avantages qu'on tire, lorsque la cataracte est abattuë, suivant ma méthode.

IL y a trois différentes espéces de vuë dans les yeux sains.

La premiere par excellence se nomme bonne vuë, & elle est la vuë d'un œil qui voit environ à un pied de distance les parties les plus menuës d'un objet. Les rayons qui partent des différens points de cet objet, se rencontrent au fond du globe de l'œil, dans les points qui leur répondent, comme nous l'avons déja expliqué dans le chapitre 18. Si l'objet est plus proche, comme par exemple, à la distance de six poucés, la figure du globe de l'œil sera assez changée par l'action de ses muscles, pour qu'il puisse voir distinctement l'objet à cette distance, &

191. Trois sortes de Vûës.

192. Bonne Vûë.

si l'objet est plus éloigné, comme, par exemple, de deux pieds de distance, la figure du globe de l'œil sera aussi assez changée par l'action de ses muscles, pour qu'il puisse voir distinctement l'objet à cette distance, ainsi l'on peut dire que le foyer d'un œil bien conformé a ses limites depuis deux pieds jusqu'à six pouces

2°. Les myops sont ceux qui ont les yeux trop convexes, ce qui fait qu'ils ne voyent pas les objets distinctement, à moins qu'ils ne soient fort proches, mais ils les voyent plus grands & beaucoup plus distincts que d'autres personnes, ce qui paroîtra évident en regardant (dans la figure 2. planche 4.) ce qui arrive à un pinceau de rayons, qui venant d'un point d'un objet éloigné est continué dans l'axe optique. A A A x sont les rayons qui venant d'un tel point tombent sur la cornée de l'œil d'un myops. Examinons un de ces rayons, comme A b, qui tombe sur la cornée C C, où étant rétractés vers la perpendiculaire à son entrée dans l'humeur aqueuse, il continue son chemin jusqu'à c, où il entre dans le cristallin, &

H ij

est encore réfracté vers la perpendiculaire, & il continuë son chemin jusqu'-
à d, & passant du cristallin dans l'humeur vitrée, il est encore réfracté jusqu'à x, où il traverse l'axe de l'œil; de
la même maniere tous les autres rayons
traversent l'axe au même endroit, où
ils se rencontrent en x dans l'humeur
vitrée, & continuant leur chemin jusqu'à la retine & choroïde en divergent, n'y font pas seulement des impressions foibles des points de l'objet,
mais encore ils confondent la réprésen-
tation des points de cet objet les uns
avec les autres; d'où l'on voit clairement que tout ceci est occasioné par
la trop grande convexité de la cornée
à l'entrée de laquelle se fait une trop
grande réfraction, & peut être aussi quelquefois par la trop grande convexité du
cristallin. Ici les muscles du globe de
l'œil ne peuvent pas le rendre assez plat
pour approcher le foyer des rayons de
x jusqu'à X, où ils devroient être, mais
si les rayons d'un pinceau étoient assez
divergens en entrant dans la cornée,
dans ce cas, les rayons se trouveroient
assez réfractés pour pouvoir s'appro-

cher assez pour se rencontrer sur la retine en X , ce qui arrive en tenant l'objet fort près de l'œil , ou [s'ils ne peuvent pas s'approcher] par l'interposition
d'un verre lenticulaire entre l'œil & l'objet , comme on le peut voir (*figure* 3.)
où A r b c d x répréfentent un rayon qui
étant parti d'un objet éloigné , a traverfé l'axe en X après trois réfractions.
Mais quand le verre concave L L eft in-
terpofé , le rayon eft réfracté en r hors
l'axe , jufqu'à e , où tombant fur la cornée , il eft encore réfracté dans l'humeur
aqueufe jufqu'à f , d'où étant réfracté
dans le criftallin en g , il eft réfracté dans
l'humeur vitrée , où il continuë fon chemin jufqu'à X , & rencontrant d'autres
rayons venans des mêmes points de l'objet , y produit une vifion plus diftincte
de ce point.

Si lefdits points de l'objet euffent
été approchés jufqu'à a , le myops auroit eû une vifion diftincte fans verre
concave. La diftance a b (d'où un
myops peut lire) s'appelle le foyer de
l'œil d'un myops , & fi on le diftingue en
trois dégrés , l'on peut dire que le premier
aura un pouce , ou un pouce & demi de

distance de l'œil, le second dégré environ deux ou trois pouces, & le troisiéme depuis trois jusqu'à six, où commence la plus courte portée de la bonne vûë.

194. Les
Presbites
ont les yeux
trop plats.

3°. Les presbites sont les contraires des
myops, & le défaut de leur vûë est occasionné par un manque de convexité
de leur cornée, & peut - être de leur
cristallin, raison pourquoi ils ne voyent
distinctement que les objets éloignés, car
si un objet dont les parties sont trop petites pour pouvoir être apperçu distinctement à une certaine distance est approché de l'œil à dessein de le grossir,
[comme par exemple l'écriture d'un livre,] le presbite tâchera inutilement de
changer la figure de son œil par le voir,
même il s'efforceroit jusqu'à sentir de la
douleur, ce qui paroîtra fort clair par la
figure 4. A x est l'axe d'un pinceau de
rayons, venant d'un objet proche de
l'œil, & entrant dans l'œil d'un presbite.
A b est un rayon, qui s'éloignant
de l'axe, tombe sur C C, qui est une
cornée trop plate, en b, d'où il est réfracté en entrant dans l'humeur aqueuse
jusqu'à c, ensuite dans l'humeur cristal-

line jusqu'à d , & enfuite dans l'humeur
vitrée ou il continue fon chemin jufqu'à
X ; mais il ne peut pas aller dans l'axe
A x , étant intercepté avant fon ar-
rivée en x , la même chofe arrive à tous
les autres rayons des pinceaux qui font
aux environs de l'axe dont le foyer eft
en x hors de l'œil , parce qu'ils font interceptés par la retine , & font un cone
tronqué dont l'impreffion eft auffi infenfible à raifon de cette interception, que dans
l'œil du myops ou les rayons s'étoient déja traverfés les uns les autres avant d'être
arrivés à la retine; on peut remedier à ce
défaut quand les objets fon grands, en les
éloignant de l'œil , comme on le remarque dans les vieillards , (qui font les plus
fujets à ce défaut ,) mais fi les objets font
petits comme les lettres d'un livre , dans
ce cas on eft obligé d'interpofer un verre
convexe pour recevoir les rayons & répa-
parer le defaut de convexité dans la cornée;avec un tel verre les rayons y entrent
comme s'ils venoient d'une diftance plus
éloignée : par tout cecy l'on voit que fi le
presbite peut groffir les petits objets en
les approchant vers l'œil , les lunettes ne
les groffiffent pas en effet , mais rendent

H iiij

la vision distincte, que la proximité
avoit rendu confuse, en la rendant plus
large, voyez figure 5. où un rayon venant d'A, & entrant au point b dans la
cornée C C, passe jusqu'à c, ensuite à d,
continuant son chemin par 3. réfractions
jusqu'à x; mais quand le verre convexe
L L reçoit le rayon A r, il le réfracte, & le
renvoye en e, autre partie de la cornée,
où ce rayon entrant dans une autre direction, continue son chemin à travers les
humeurs aqueuse, cristalline & vitrée,
jusqu'au point X, ainsi les rayons venant
de l'objet, souffrent trois défractions
comme dans l'autre cas, mais se rencontrent plûtôt par rapport aux differentes
directions que leur donne le verre convexe.

Il n'est pas possible de décrire les différens dégrés des foyers des yeux d'un presbite, l'on peut dire seulement que leurs
yeux ont leurs foyers à une distance plus
éloignée que ceux d'un bon œil, & qu'ils
peuvent rendre l'axe plus long.

La figure du globe de l'œil devient gé-
néralement plus plate, à mesure qu'on
avance en âge, ainsi la bonne vüë est
ordinairement changée en celle d'un

presbite, & celle d'un myops devien-
dra naturellement plus longue si quelque accident & circonstance de la vie
n'en empêche, par exemple, les personnes qui s'appliquent beaucoup à la
lecture, ou qui travaillent à des ouvrages fins qui les obligent à tenir la tête
baissée deviennent myops, si elles ne le
sont pas, & si elles le sont, leur vûë devient encore plus courte. Venons maintenant à l'explication des raisons d'optique, par lesquelles on voit mieux,
après que la cataracte a été abattuë par
ma nouvelle maniere, que quand elle l'a
été par la maniere ordinaire.

Mais avant de m'expliquer là-dessus il
me paroît essentiel de dire que j'entends
toûjours par le mot de *Cataracte* un
changement dans le cristallin, & pour y
proceder avec ordre, je citerai d'abord
les sentimens differens des Auteurs qui
ont écrit sur cette matiere, & qui sont
partagés entr'eux, afin d'être en état de
prouver plus clairement ce que j'avance.

Quelques-uns prétendent, que c'est
une substance qui a l'apparence d'être
membraneuse, formée par une maladie
qui change *l'humeur aqueuse* : D'autres,

195. Opi-
nions de
différens
Auteurs
sur le vrai
sujet de la
cataracte.

que c'est une substance, qui a l'apparence d'être membraneuse, mais qui est formée d'un *pus* caussé par un changement de continuité des vaisseaux de l'uvée ; & d'autres au contraire, prétendent qu'il n'y a point de cataractes membraneuses, mais que toutes les cataractes ne sont autre chose, qu'*une dépravation de l'humeur cristalline même.*

Les premiers, pour soûtenir leur opinion, disent, que lorsque dans l'*humeur aqueuse* il entre des particules impures, d'une qualité, figure ou volume qui ne convient pas à la circulation ordinaire, qu'elles continuent de se mouvoir parmi cette humeur, jusqu'à ce que par leur legereté ou par leur qualité visqueuse elles forment un corps derriere la prunelle, & qu'elles acquierent enfin la consistance & l'opacité d'une pellicule ou d'une membrane. Mais si nous considérons la situation de l'humeur aqueuse, & combien elle diffère en quantité dans les deux chambres de l'œil, & la maniere dont elle y est apportée, nous aurons sujet de croire, qu'une telle substance d'une qualité membraneuse se formeroit plutôt dans la chambre anterieure que dans la posterieure : Et d'autant que nous n'avons point d'exemple de cataractes dans la chambre anterieure, nous avons tout lieu de conclure, qu'il n'est point de cataractes, qui se forment par aucune maladie qui change l'humeur aqueuse.

Ceux qui croyent, que la cataracte est une substance, qui paroît membraneuse, & qui est formée d'un *pus* causé par un changement de continuité des vaisseaux de l'uvée, nous disent, que les obstructions des vaisseaux de l'*uvée* dans les inflammations envoyent un pus blanchâtre dans la chambre posterieure de l'humeur aqueuse, qui par sa viscosité s'attache à la circonference de la prunelle, & qui à la fin forme une cataracte membraneuse.

A quoi je réponds, que l'experience journalliere prouve l'erreur de cette hypotese ; car si nous faisons attention aux differentes situations d'une cataracte, durant tout le cours de sa formation, nous remarquerons, qu'elle commence dans le siege du cristallin, & qu'à mesure elle devient plus opaque, elle paroît avancer vers le centre de la prunelle ; & enfin que dans son dernier periode elle permet à la lumiere de passer entre

196. Objections de l'Auteur sur ces opinions.

la capsule de la prunelle suffisamment,
pour que l'on puisse discerner les ombres des objets. Au lieu que si une cataracte étoit adherente à toute ou une
partie de la circonference de la prunelle,
elle n'empêcheroit pas seulement la lumiere de passer jusqu'à l'organe immediat de la vûë, mais outre cela elle empêcheroit les mouvemens libres de l'u-
vée ; Et quand même nous supposerions
qu'une substance aussi molle ne pourroit
empêcher les mouvemens de l'uvée,
nous ne sçaurions pourtant nous dispenser de convenir que sa figure souffriroit
quelque alteration par ces mouvemens ;
d'autant que l'experience nous apprend que la cataracte conserve à peu de
chose près, la figure du cristallin dans
tous les progrès de cette maladie : nous
pouvons très-raisonnablement conclure,
qu'il n'est pas possible qu'aucune cataracte soit formée d'un *pus* qui y auroit été
causé par un changement de continuité
des vaisseaux de l'*uvée*.

Ceux qui soutiennent que la cataracte n'est qu'une alteration de l'humeur
cristaline, ont prouvé leur opinion par
une si grande quantité d'experiences bien

averées, que j'ay lieu de croire qu'à présent personne n'en doute. C'est pourquoy je tâcherai seulement de démontrer, qu'il n'y a pas de cataractes membraneuses; mais qu'elles ne sont autre chose, qu'*une alteration de l'humeur cristalline même.*

Il s'agit donc uniquement de cette question; de sçavoir s'il y a telle des cataractes membraneuses, ou de sçavoir, si toutes les cataractes ne sont autre chose, qu'une alteration de l'humeur cristalline.

Messieurs *Hecquet* (a) *Woolhouse* (b) *Saint Yves* (c) *Hovius* (d) *Geisser*

(a) 1. Remarque sur l'utilité de la saignée dans les maladies des yeux.

2. Sa Lettre sur les maladies des yeux pour expliquer ce qui en a été dit dans ses remarques sur l'utilité de la saignée dans les maladies des yeux.

(b) 1. Ses Dissertations sçavantes & critique sur la cataracte & le glaucome.

2. Ses Observations sur le Mémoire Académique de Monsf. *Morand*

3. Son Mémoire dans le Journal des Sçavans, *Décembre* 1720.

(c) 1. Son Traité des maladies des yeux, *p.* 239.

2. Réponse à une Lettre critique de son Traité des maladies des yeux.

(d) De circulari humorum motu in oculis, *p.* 86.

197. Auteurs qui ont écrit en faveur de l'existence de la cataracte membraneuse.

(a) *Gaſtaldi* (b) *Dedier* (c) *Pin-
ſon* (d) *Du Bois* (e) *Frytag* (f) & pluſieurs autres ſoutiennent les deux opinions, & affirment, qu'il y a des cataractes membraneuſes, mais qu'elles ne
ſont pas ſi fréquentes que celles qui pro-
viennent du changement dans l'humeur
criſtalline.

Au contraire, Meſſieurs *Heiſter* (g)
Maiſtre-Jan (h) *Briſſuau* (i) *Petit* (k)

198. Au-
teurs qui
nient l'exi-
ſtence d'une
cataracte
membra-
neuſe.

(*a*) Sa Lettre écrite de *Nuremberg* ſur la cataracte.

(*b*) Quæſtio Medico-Chirurgica, *&c.* ſub hac verborum ſerie, an cataracta à vitio humoris aquei aut criſtalli-
ni oriatur, *&c.*

(*c*) Sa Lettre écrite à Mr. *Woolhouſe*, &c. *Vid.* Journal
des Sçavans pour le mois de Juillet 1722.

(*d*) Ses Obſervations ſur la cataracte & le Glaucome.

(*e*) Suite des maladies chroniques, V. 5.

(*f*) Diſſertatio Medica de Cataracta, *&c.*

(*g*) 1. De cataracta, glaucomate, & amauroſi Tracta-
tio, *&c.*

2. Apologia & uberior explicatio ſyſtematis ſui de
cataracta, glaucomate, & amauroſi, contra *Wolhuſii* ocu-
larii *Pariſienſis* cavillationes & objectiones, itemque *Pariſienſis* Eruditor, *&c.*

3. Vindiciæ ſententiæ ſuæ de cataracta, glaucomate
& amauroſi, *&c.*

(*h*) Traité des maladies de l'Oeil.

(*i*) Traité de la cataracte & du glaucome.

(*k*) 1. Sa Lettre dans laquelle il démontre que le criſtallin eſt fort près de l'uvée, *&c.*

2. Sa Lettre contenant des reflexions ſur ce que
M. *Herquet* a dit dans ſes Remarques ſur l'utilité de la ſai-
gnée dans les maladies des yeux.

3. Sur les deux eſpaces que l'humeur aqueuſe occu-

& plusieurs autres soûtiennent, qu'il n'y a point de cataractes membraneuses, mais que toutes ne sont qu'une alteration dans l'humeur cristaline.

Après avoir proposé quelques objections contre l'opinion de ceux qui soûtiennent l'existence des cataractes membraneuses, afin de décider cette question, j'examinerai d'abord quelle est la situation exacte du cristallin, quelle est la profondeur ou l'épaisseur des chambres de l'humeur aqueuse, & ensuite les consequences qu'on ne sçauroit éviter quand on abbat cette prétenduë cataracte membraneuse de la chambre posterieure.

Le célebre Monsieur *Petit* Medecin, est du sentiment de ceux qui soutiennent, que toutes les cataractes sont une alteration de l'humeur cristaline, comme il paroît par plusieurs mémoires qu'il a donné à l'Académie Royale des Sciences, *à Paris* ; & il établit son opinion, principalement sur des preuves prises de l'experience suivante, qui fait

199. Experience de M. Petit, pour trouver la vraie situation du cristallin.

pe dans l'œil & sur le cristalin & la cataracte. V. Histoire de l'Academie Royale des Sciences pour l'année 1712. 13. 15. 18. 30.

voir l'exacte situation du cristalin, & la
profondeur des chambres de l'humeur
aqueuse.

Il sépara un œil humain de sa graisse
& de ses muscles, & alors il pésoit 147.
grains & demi, & son axe avoit 11. lignes & un tiers de longueur; cet œil étoit
plat dans ses côtés dessous les muscles
droits, qui faisoient quatre angles obtus
irréguliers; il avoit 11. lignes & un quart
du côté droit au côté gauche, étant mé-
suré par ses deux côtés opposés & plats,
& 10. lignes & un quart du haut en bas,
par ses deux costés opposés & plats.

La *Cornée* formoit par sa convexité la
portion d'une sphére de sept lignes & demie de diamétre. L'*Uvée* avoit un diamétre de cinq lignes en la mésurant
à la partie exterieure de la *cornée*,
mais elle avoit cinq lignes & demie étant
mésurée à la partie interieure de la même *cornée*, ou elle s'élargit par rapport
à son inclinaison.

La *Prunelle* avoit une ligne & demie
de diamétre Ceci fut remarqué après
qu'on eût osté la *cornée*, qui avoit l'épaisseur $\frac{1}{5}$ d'une ligne. La cornée & l'humeur aqueuse étant ostée, il essuya avec
une

tine éponge fine tout ce qui reſtoit de l'humeur aqueuſe autour de la ſurface de la capſule du criſtallin. Enſuite il péſa le même œil, & y trouva cinq grains de diminution, ce qui par conſéquent étoit le poids de l'humeur aqueuſe dans cet œil. Puis, il méſura l'axe de l'œil, & lui trouva la longueur de 9. lignes $\frac{2}{7}$; c'eſt-à-dire, 1. ligne $\frac{2}{7}$, depuis la partie anterieure de la *cornée*, juſques à celle de la capſule du criſtallin; d'où il s'enſuit, que ſi nous donnons $\frac{2}{7}$ à l'épaiſſeur de la *cornée*, l'épaiſſeur des chambres aqueuſes ſera exactement d'une ligne $\frac{1}{7}$.

Le criſtallin formoit par ſa partie anterieure une portion de ſphére de 9. lignes de diamétre, il avoit 4. lignes $\frac{1}{2}$ de largeur, & 2. lignes $\frac{1}{4}$ d'épaiſſeur, la hauteur de ſon ſegment étoit de quelque choſe de plus qu e $\frac{1}{2}$ de ligne.

Le criſtallin étoit renfermé dans une capſule tranſparente, continuée de la membrane hyaloïde juſqu'au *ligament & aux procès ciliaires.* Cette capſule aſſujettit le criſtallin dans la cavité de l'humeur vitrée; elle n'étoit pas adhérante à aucune partie du criſtallin, mais elle étoit

I

humectée (comme elle l'est toûjours)
d'une petite quantité de liqueur. Le cristallin pésoit quatre grains. $\frac{1}{4}$

L'humeur vitrée, qui remplissoit tout
le reste du globe de l'œil, pesoit 110.
grains. Les membranes pésoient trente &
quatre grains. Ainsi, si nous rassemblons
les poids de toutes ces parties différentes, le total du globe de cet œil se montoit à 147 $\frac{1}{2}$. grains & demi.

Il y a plusieurs autres manieres (que le
même Auteur a proposé) de sçavoir
la véritable situation du cristallin &
la densité des chambres aqueuses. Si on
fait une ouverture au côté droit du globe,
avec la pointe d'une lancette, environ à
un tiers de ligne au dessous des bords de la
cornée,& une autre au côté opposé exactement à la même distance de la *cornée* ; si
après avoir introduit une aiguille dans l'u-
ne de ces ouvertures, & l'avoir passée en
droite ligne par l'autre, on coupe la
sclérotique immédiatement au dessous de
la cornée, qu'on écarte l'*uvée*, qu'on
ouvre la capsule du cristallin, & qu'on
fasse sortir le cristallin de sa place, on
s'appercevra que l'éguille aura passé par
la partie posterieure du cristallin, sans
l'avoir touché dans son passage.

Si pareillement on fait une ouverture dans le côté droit du globe avec la pointe d'une lancette, environ $\frac{1}{3}$ de ligne au deſſous des bords de la *cornée* : & une autre dans le côté oppoſé exactement dans le même éloignement de la *cornée* ; ſi après avoir introduit par l'une de ces ouvertures une petite éguilled'une figure plane-convexe, avec ſa ſurface placée vers le fond du globe, & l'avoir fait paſſer dans une ligne directe par l'autre, on coupe la ſclérotique dans toute ſa circonférence immédiatement au deſſous de la cornée, en écartant l'*uvée* on appercevra la ſurface platte de l'eguille placée immédiatement ſur la ſurface anterieure de la capſule du criſtallin.

Et on peut exactement méſurer l'épaiſſeur des chambres aqueuſes, en examinant avec attention l'origine & l'inſertion du *ligament ciliaire*, & en ſe rappellant que ce ligament excéde rarement la longueur de $\frac{3}{4}$ de ligne.

Par ces expériences, nous apprenons, qu'il eſt impoſſible d'écarter cette prétenduë cataracte membraneuſe de la chambre aqueuſe poſterieure, ſans déchiter, ou ſans ſéparer le ligament ci-

201. Impoſſibilité d'abattre ces préten- duës Cata- ractes membraneuſes

neufes, fans
détruire
les parties
effentielles
à la vûe.

liaire de la capsule du cristallin, à laquelle il est attaché.

Par ces expériences nous apprenons encore, que si, pour éviter de déchirer ou de séparer le ligament ciliaire, en tâchant d'abbatre cette prétenduë cataracte membraneuse, nous paffons l'éguille dans la chambre aqueufe, en dirigeant fa pointe au-deffous de fon infertion dans la capfule du cristallin, nous ferions obligés de faire une telle ouverture dans les parties tant anterieures que posterieures de la capfule, qu'elle deviendroit incapable de contenir le cristallin dans fa place convenable, d'où il s'enfuivroit, que le cristallin n'étant plus renfermé dans fa capfule, quitteroit la place qu'il occupe dans l'humeur *vitrée* & tomberoit fur l'*uvée*.

Mais ceux qui favorifent l'exiftence des cataractes membraneufes ne fongent pas feulement à prévenir cela ; car par ce que j'en ai vû, & par tous les recits qu'on m'en a fait, l'operation qui a toûjours été pratiquée par tout, ne confifte qu'à paffer l'éguille un peu derriere la *cornée*, la dirigeant vers la partie superieure de la cataracte, & en tâchant en-

fuite de placer la cataracte un peu au-deffous de la furface inferieure & interne
de l'*uvée.* Tellement que par ces experiences citées, il paroît qu'il faut que
l'éguille agiffe autant dans le fiége du
criftallin que dans la chambre aqueufe,
& doit par conféquent agir autant fur le
criftallin que fur cette prétenduë cataracte membraneufe.

Et fuppofé, que l'éguille fut introdui-
te dans la chambre aqueufe pofterieure,
fans déchirer ou bleffer le ligament ciliaire, ou la capfule du criftallin, il fera
toûjours fort difficile de concevoir comment une éguille d'un tiers de ligne de
diaméttre feroit muë dans cette chambre,
encore moins comment elle changeroit fa
premiere fituation dans la maniere néceffaire pour abbattre cette prétenduë
cataracte membraneufe ; puifqu'après le
plus mûr examen il paroît, que la chambre pofterieure de l'humeur aqueufe n'a
le plus fouvent qu'un demi tiers de ligne
d'épaiffeur lorfque l'humeur aqueufe, qui
en fort dans le tems de l'operation, y eft
contenuë. De ce que j'ai dit, il paroît que
ceux qui favorifent l'exiftence d'une cataracte membraneufe, doivent non feu-

lement admettre pour l'abbattre, une autre méthode, que fi c'étoit une maladie
du criftallin, mais encore poffeder une
méthode fûre pour diftinguer l'une d'a-
vec l'autre.

Car fi avant l'opération ils venoient à
juger que c'eft une cataracte qui provient
d'une altération dans le criftallin, pendant que ce pourroit être une membrane
dans la chambre aqueufe poftérieure; la
conféquence feroit, qu'en travaillant à
abbattre cette cataracte, ils détruiroient
réellement le criftallin qui n'auroit aucun vice, en le faifant fortir de fa capfule,
ou en le forçant avec fa capfule de fe féparer du *ligament ciliaire*. Et fuppofé que
dans le tems de cette opération ils s'apper-
çuffent de leur méprife, & qu'ils retour-
naffent fur le champ leur éguille dans la
partie fupérieure de la chambre aqueufe poftérieure, afin d'enlever cette prétendue membrane, il leur feroit impoffible, comme je l'ai déja remarqué,
de paffer l'éguille dans cette chambre
aqueufe, fans déchirer violemment, ou
fans féparer le ligament ciliaire de la capfule du criftallin; & l'humeur aqueufe
étant fortie, le criftallin avec fa capfule

101.
Confé-
quences de
la méprife
en prenant
l'une pour
l'autre.

seroit forcé de tomber sur cette prétendue membrane, & ainsi la forceroit sur l'*uvée*, tellement qu'il seroit impossible de l'en faire sortir sans détruire les usages du cristallin, & sans exposer le malade à un très-grand danger.

Tellement qu'ils ne se trouveroient pas seulement frustrés d'un succès immédiat, mais encore selon toute apparence, ils perdroient sans ressource l'œil du malade, en le rendant tout-à-fait aveugle.

Et si avant l'opération ils jugeoient que la cataracte est causée par une altération dans la chambre aqueuse postérieure, pendant que ce pourroit être une maladie du cristallin ; en tâchant d'abbattre cette cataracte, ils seroient obligez de changer absolument la situation du cristallin sans défaut, ou de le forcer de tomber au travers de sa capsule sur l'*uvée*, de façon que lorsqu'ils s'appercevroient de leur méprise, il ne leur seroit plus possible d'abattre le cristallin, sans exposer leur malade au plus grand danger.

Et supposé qu'il leur parût avoir des signes certains pour connoître cette cataracte membraneuse, & pour la distinguer de celle du cristallin ; il s'ensuivroit toûjours, vû la fituation du criftallin, de fa capfule & du ligament ciliaire, vû la petiteffe de la chambre aqueufe poftérieure, vû l'impoffibilité de mouvoir une éguille d'un diametre convenable pour abattre une telle membrane dans cette chambre, vû le tort que cela feroit probablement à l'uvée durant le progrès de l'opération par l'épanchement de l'humeur aqueufe, vû qu'ils ne pourroient éviter de bleffer ou de féparer avec violence les parties du *ligament ciliaire*, & vû le changement qui doit néceffairement fe faire dans la fituation du criftallin; il s'enfuivroit, dis-je, toujours, qu'ils ne pourroient jamais rétablir la vûë par aucune opération capable d'abattre cette prétendue membrane, mais qu'au contraire tous leurs efforts ne fçauroient avoir que des fuites très-fâcheufes.

103. Réflexion de l'Auteur.

C'eft en raifonnant de cette façon que je me fuis trouvé difpofé à croire que toutes les cataractes provenoient d'une altération dans le criftallin; & je me trouvai dans la fuite fortifié dans mon opinion, par la découverte des erreurs infinies dans l'opinion de ceux qui favorifent l'exiftence d'une cataracte

membraneufe ; & mon opinion fut encore
fortifiée parce que je n'avois jamais découvert aucune altération dans la chambre aqueufe poftérieure qui eût la moindre analogie avec ce qu'on nous conte
d'une cataracte membraneufe ; mais j'ai
toûjours remarqué, en examinant la prunelle depuis les premieres apparences de
chaque efpece de cette maladie , un dégré de blancheur & d'opacité dans le fiége du criftallin , & que dans le progrès de leurs fymptômes, cette blancheur
& cette opacité ont toûjours confervé
leur même fituation en avançant vers le
centre de la prunelle,& en foûtenant toûjours à peu près, la figure d'un criftallin
fans défaut.

D'ailleurs , fi une cataracte pouvoit fe
former par quelque altération dans la
chambre aqueufe poftérieure , j'aurois
raifonnablement dû m'attendre d'en voir
un exemple parmi ce nombre prodigieux
de malades qui fe font préfentés à moi ,
& il n'eft pas poffible que je n'euffe pas
appris à la diftinguer de celle qui provient d'une altération dans le criftallin,
tant par fa figure & opacité que par fa fituation

Puis donc qu'il ne m'a pas été possible de voir un seul exemple de cette cataracte membraneuse, quoiqu'il y ait nombre d'années qu'on m'employe pour traiter les maladies des yeux ; & d'autant encore qu'on n'a pû trouver quelque exemple, il seroit toûjours impossible de rendre raison de la formation ou de la maniere de l'abattre, sans détruire les organes les plus nécessaires à la vûe, je suis très-persuadé qu'il n'y a point d'autres cataractes que celles qui sont causées par une altération de l'humeur cristalline. Ainsi par *cataracte*, j'entends une altération morbifique du cristallin, accompagnée de différens dégrés d'une opacité & d'une couleur inégale, d'une perte de son diamétre, d'un changement contre nature dans sa consistance, grandeur, figure, gravité & situation avec une solution de continuité dans quelques-unes de ses parties, pendant que sa capsule continuë encore de conserver sa transparence dans toutes ses parties.

Et dans un autre état de cette maladie elle a différens dégrés d'une opacité & d'une couleur égale, sa consi-

204. Définition de la
Cataracte
selon l'Auteur.

ſtance ſe change contre nature, auſſi-
bien que ſa gravité & ſa ſituation ; &
dans ce cas le criſtallin ſouffre une ſolution de continuité dans preſque toutes
ſes parties, avec une opacité dans toutes
les parties de ſa capſule. A l'égard de ce
qu'on appelle glaucome, c'eſt auſſi un
changement morbifique du criſtallin, qui
conſiſte dans différens dégrés d'augmentation de volume & de gravité, accompagné d'une opacité égale dans toutes
les parties de ſa capſule, & dans ſon
état extrême, d'une élévation, dila-
tion, immobilité de la prunelle, & auſſi
d'une goutte ſerene.

Pour revenir à mon ſujet, il eſt certain que ceux qui ont recouvré leur vûë
par l'opération ordinaire de la cataracte
ne peuvent pas voir à lire ni travailler à
aucun ouvrage fin ſans le ſecours de lunettes fort convexes ; parce que ſi l'on
ſuppoſe que l'humeur vitrée devienne
convexe comme l'étoit le criſtallin avant
d'être déprimé, comme on voit dans la
fig. 6. où le criſtallin eſt abattu en L,
l'humeur vitrée n'ayant pas la même fa-

205. Ré-
flexions ſur
la maniere
ordinaire
d'abattre la
Cataracte.

Planche IV.

culté de réfracter les rayons, ils ne peuvent pas s'unir sur la rétine en X, mais
leur foyer est au-delà en x. Ainsi quelque soit l'âge du malade, il devient presbite, & il est obligé de se servir d'un verre
fort convexe pour remédier à ce défaut,
parce que non-seulement la réfraction
qui se trouve toûjours dans un œil sain à
la partie postérieure du cristallin est perduë, mais encore la réfraction de cette
nouvelle convexité de la vitrée sera moindre qu'elle n'étoit à l'entrée dans le cristallin avant qu'il fût malade, c'est-à-dire,
en supposant l'humeur vitrée avancée au
même dégré de convexité, mais il me
paroît surprenant qu'après l'opération
ordinaire l'on puisse voir & lire même à
l'aide d'un verre très-convexe; ma raison
est que par cette opération l'on rend toûjours inutile le ligament ciliaire, quand
même on ne le blesseroit pas, en forçant
la capsule du cristallin à laquelle il est
attaché, & en tâchant d'abattre le cristallin avec la capsule quand il remonte
après avoir été abattu, & en faisant en
sorte de le tenir déprimé, ce qui se fait
toûjours dans cette opération (sans par-

ler des mouvemens qu'on donne avec
l'aiguille à l'axe de l'humeur vitrée même
quand le cristallin ne descend pas au premier mouvement de cette aiguille.

Ma méthode est, qu'après être en-
tré dans l'œil & avoir fait une ouverture
à la partie inférieure de la capsule du
cristallin avec une aiguille d'une figure
plane convexe, je commence par placer
la surface convexe de mon aiguille au-
dessous de la capsule, de telle façon qu'-
elle se trouve sous le milieu, & son
bord antérieur environ une demie ligne plus bas que l'insertion du ligament ciliaire pour les raisons suivantes;
1°. Pour être en état de lever un peu le
cristallin dans son axe, afin d'être convaincu que je suis immédiatement audes-
sous du cristallin & de sa capsule, & pour
me donner la facilité en retirant mon
aiguille selon la même direction, de laisser tomber le cristallin devant sa pointe, &
de pouvoir juger de la situation de mon
aiguille, par rapport à la surface inférieure
de la capsule, & de faire cette ouverture
à l'endroit de la capsule qui convient.
Cette ouverture étant faite je retire mon

206.
Méthode
de l'Auteur
pour abat-
tre la Cata-
racte quand
la Capsule
est transpa-
rente.

aiguille, sa surface étant dans la même direction, & tâchant de conserver son bord
antérieur à la même distance du ligament
ciliaire, pour la porter vers la partie supérieure du globe de l'œil, & placer sa surface plane sur la partie supérieure de la
capsule, maintenant toûjours les surfaces & bords de mon aiguille dans la même direction & distance, par rapport au
ligament ciliaire où ils étoient lorſqu'elle
étoit placée sous la partie inférieure de la
capsule, après quoi je comprime un peu
le cristallin, afin de ſçavoir quand mon
aiguille est dessus, pour les mêmes
raisons que j'ai eu de ſçavoir si elle
étoit immédiatement au-dessous, & encore pour apprendre par les changemens de situation du cristallin, comment
je dois placer mon aiguille, ainsi comme dans l'autre action, j'ai pû par ce
moyen juger quand mon aiguille étoit
placée dans une partie de la capsule
convenable pour y faire l'ouverture,
de même dans ce cas-ci je peux changer
la situation de mon aiguille pour la placer dans une situation convenable pour
faire sortir le cristallin hors de la cap-

fule, ce que je fais sans avoir égard à aucune consistance de ce qui est contenu dans cette capsule, & sans être exposé à déchirer ou séparer aucune partie du ligament ciliaire de ses attachemens avec la capsule en la comprimant, ou bien sans être exposé à rompre ou déchirer aucune partie de la capsule que celle où j'ai fait l'ouverture ; par ce moyen en évitant de déchirer la capsule ou de faire aucune autre ouverture, le contenu de cette capsule est obligé de sortir par l'ouverture que j'ai faite en bas.

Ainsi je fais sortir le cristallin de la capsule transparente L L X m, & je tâche (s'il a assez de consistance) de le placer au point R vers la partie postérieure & inférieure de l'humeur vitrée. Mais s'il n'a point de consistance, je le mêle confusément dans la partie inférieure de l'humeur vitrée hors l'axe de l'œil, de façon qu'il ne puisse pas se relever dans l'axe ; & quand la capsule est opaque comme elle l'est toûjours dans tous les cas où il y a solution de continuité dans toute la substance du cristallin ou en

107. Methode de l'Auteur pour abattre la Cataracte quand la Capsule est opaque, & pour le Glaucome.

quelqu'une de ses parties, aussi bien dans le changement morbifique du cristallin, qui s'appelle glaucome. Dans ce cas je fais une seconde opération qui consiste à passer mon aiguille immédiatement derriere le ligament ciliaire, & à la pousser en devant pour faire une ouverture dans le milieu de cette capsule opaque, qui se trouvant pour lors placée au-devant de la partie devenue convexe de la vitrée, m'oblige à prendre toutes mes précautions pour éviter de blesser aucune de ses parties dans son axe, ainsi je fais cette ouverture dans le milieu de la capsule, sans blesser ou déchirer le ligament ciliaire, ni changer la convexité de la vitrée.

Pour revenir à ma premiere Operation, où la capsule est transparente, & cette seconde operation inutile, si l'on suppose que la partie posterieure de cette capsule puisse devenir opaque après l'ouverture faite, il est certain que cette opacité n'empêcheroit pas le rétablissement de la vision, parce que l'ouverture devient si grande par le passage du contenu de la capsule, qu'elle laisse tout découvert dans l'axe de l'œil.

Il me reste présentement à vous donner une explication plus détaillée des
differens mouvemens de mon aiguille
pendant mon operation : Premierement je tâche de placer la surface convexe de mon aiguille environ une ligne
au-dessous de la surface interieure de la
capsule, & environ à la même distance au-dessous des insertions inferieures du ligament ciliaire, afin de pouvoir ensuite plus facilement placer sa surface convexe au-dessous de la surface
inferieure de la capsule du cristallin.
Mon aiguille étant ainsi placée, j'éleve
sa surface convexe jusqu'à ce qu'elle rencontre une resistance suffisante, de la
part du cristalin, pour le faire sortir de sa
place ; Et ceci ; afin qu'en examinant ses
mouvemens au travers de la prunelle,
je ne sois pas seulement sûr que mon aiguille est placée immediatement au-dessous du cristalin, mais que je puisse pareillement sçavoir avec exactitude, sous
quelle partie de la capsule elle est ainsi
placée. Je tâche par les mouvemens qui
suivent, de placer la surface convexe de
mon aiguille, immediatement au-dessous

K

d'une certaine partie de la capsule, afin
que je puisse avec plus d'exactitude trouver le point propre à faire une ouverture
dans ladite capsule. La partie convexe de mon aiguille étant ainsi placée
sous la capsule du cristallin, j'éleve le
cristallin d'environ le tiers d'une ligne
vers la partie superieure de l'orbite, &
dans l'instant je retire mon aiguille environ de deux lignes, sans changer la position de sa surface ; afin qu'en donnant
lieu au cristallin de tomber à une certaine distance au-dessous de la pointe de
mon aiguille, je puisse avec une plus
grande certitude faire une ouverture suffisante dans la partie inferieure de la capsule. Après avoir ouvert la capsule, je
continue mon aiguille à environ deux
lignes vers la partie inferieure de l'orbite,
afin qu'en me faisant ainsi un passage dans
les parties de l'*humeur vitrée* au-dessous
desquelles mon aiguille étoit placée, il
se trouve un espace préparé, dans
lequel puisse tomber le cristallin. Je
tâche par les mouvemens suivans de
placer la surface platte de mon aiguille,
sur la surface superieure laterale de la

capsule, de façon qu'en dirigeant mon aiguille vers la partie inferieure de l'orbite, son bord anterieur puisse conserver la même distance à l'égard de tous les côtez de la surface interieure de l'*uvée*. Je tâche ensuite de replacer la surface platte de mon aiguille environ une ligne plus loin, vers la partie posterieure de la capsule, ou environ une ligne plus loin des insertions superieures du ligament ciliaire, afin que je ne risque point, en faisant passer le cristallin par l'ouverture que j'ai faite dans la capsule, de briser aucunes des parties de la capsule, sur lesquelles est placée mon aiguille, ou bien de séparer ladite capsule d'aucunes de ses adherences au ligament ciliaire : Ce qui auroit pû arriver, si j'avois tâché de faire passer le cristallin au travers de l'ouverture de la capsule, dans le tems que la surface platte de mon aiguille étoit dans sa situation précedente. Je continue mon aiguille dans une direction oblique de sa surface platte sur la partie superieure & posterieure de la capsule, environ le centre de l'axe de l'œil ; & ensuite, j'é-

leve le bord anterieur de mon aiguille vers la partie superieure de l'orbite ; & dans cette direction je la
passe derriere la surface interne de l'*u-
vée*.

Après avoir ainsi fait passer le cristallin au travers de l'ouverture faite dans sa
capsule, je retourne la surface platte de
mon aiguille très - promptement vers la
partie inferieure du globe, & je tâche par
tous les mouvemens suivans de placer le
cristallin, de façon qu'il puisse conserver
sa situation hors de l'axe de l'œil.

Ainsi la partie superieure de cette
capsule étant suspenduë par ses adherences au ligament ciliaire , les parties superieures & posterieures du cristallin passent très-facilement par dessous
la capsule, non-seulement par le moyen
de l'aiguille qui y contribuë , mais encore
par le moyen de l'*humeur vitrée* , qui
pour faire place sur le champ au cristallin morbifique, s'avance avec une impe-
tuosité proportionnée à la resistance
qu'il lui oppose.

De ce paſſage régulier du criſtallin au - travers de l'ouverture que j'ai faite dans la capſule, il s'enſuit, que l'humeur vitrée, dont la forme eſt concave, doit néceſſairement changer ſa figure & s'avancer avec beaucoup d'exactitude immediatement derriere la ſurface ſuperieure & poſterieure de la capſule.

Lorſque le criſtallin eſt ainſi paſſé hors de l'axe de l'œil, & que les parties ſuperieures poſterieures de la capſule ont été obligées de tomber ſur ſa partie anterieure, cela fait que la partie anterieure & toute la circonference de la partie poſterieure de la capſule, ſe trouvent placées au-devant de l'*humeur vitrée*, qui dès ce moment a acquis la même forme que celle du criſtallin dans ſon état ſain.

Si nous ſommes perſuadez, que le *ligament ciliaire* eſt de quelque utilité pour nous faire voir les objets dans leurs différens éloignemens, ſoit parce qu'il change la figure du criſtallin, ſoit parce qu'il en change la ſituation, nous devons

croire que par cette opération son uſage
eſt conſervé preſque auſſi parfaitement
qu'il l'étoit dans un œil ſain ; car le
criſtallin ayant paſſé de cette maniere au travers de l'ouverture faite dans
ſa capſule , & le ligament ciliaire con-
ſervant ſes adhérences , comme dans
l'état naturel, la capſule pareillement
ſa figure naturelle & ſon éloignèment
de la *cornée* , & les *chambres aqueuſes* la
plénitude de leur humeur , il doit na-
turéllement s'enſuivre que le ligament
ciliaire , en changeant la convexité de
la capſule , doit néceſſairement placer
la ſurface de l'humeur vitrée devenuë
convexe plus près ou plus loin de l'organe immédiat de la vûë , à peu près
avec les mêmes dégrés de force qu'il
avoit dans le tems que la capſule contenoit encore le criſtallin l'œil étant ſain.

Mais ſi nous faiſons attention que
dans la maniere ordinaire d'abattre
la cataracte , le ligament ciliaire eſt
toûjours ſéparé forcément de ſes adhérences à la capſule du criſtallin , &
que par conſéquent on en détruit les

ufages ; nous aurons tout fujet de croire que le ligament ciliaire n'a pas ces facultez, puifque nous avons nombre d'exemples qui prouvent, que par l'opération ordinaire la vûë a été rétablie de façon qu'on a pû diftinguer les objets différemment éloignez.

Après avoir de cette maniere placé le contenu du criftallin, je retire mon aiguille dans la même direction jufqu'à ce que je juge que fa pointe eft à environ une ligne de fon entrée dans le globe. Je leve tout doucement le bord pofterieur de mon aiguille, & je dirige encore très-doucement ma main en arriere jufqu'à ce que je me croye fûr que fa furface convexe eft paralelle à la furface intérieure de l'*uvée*, de façon qu'en dirigeant fa pointe dans l'axe de l'œil, je ne me trouve pas expofé à bleffer aucune partie du ligament ciliaire.

Après que mon aiguille eft entrée dans la chambre aqueufe poftérieure, je diminue la compreffion de mon *fpe-*

209. Explication plus détaillée de cette operation, lorfque la capfule eft opaque

K iiij

culum, afin que la diminution du globe qui arrive sur le champ par l'ouverture des chambres aqueuses, augmente assez considérablement son diamétre, & diminue sa convexité, pour que je sois en état de faire une ouverture dans la capsule de la maniere convenable, sans être exposé de blesser aucune partie de l'axe de la vitrée, devenue alors convexe.

110. Raison pourquoi on voit mieux après ces operations, que par la maniere ordinaire.

On objectera peut-être que le malade aura besoin d'un verre fort convexe après l'operation faite selon ma méthode, comme après celle faite à la maniere ordinaire : à cela il est aisé de répondre, que par mon operation je conserve la partie anterieure de la capsule dans son état naturel & attachée de tous côtés au ligament ciliaire (je dis la partie anterieure, & non pas la partie posterieure ; parce que dans ce cas-ci la partie posterieure est tombée sur l'anterieure, à l'exception de l'endroit où l'on a fait l'ouverture qui se trouve pour lors dans l'axe de l'œil,) & cette partie posterieure devient inutile. Cette capsule est devenuë plus égale & plus convexe par l'avancement de l'humeur

vitrée , qu'elle ne l'étoit pendant qu'elle
étoit remplie du cristallin , à raison de
sa flexibilité : & ce qui prouve que cette
convexité doit être plus considerable
que celle que formoit le cristallin , c'est
la difference qu'il y a entre la convexité de la face posterieure du cristallin & celle de la face anterieure ; outre
cela cette cavité de la vitrée étant con-
siderablement profonde , la convexité
qu'elle forme par le changement qui lui
arrive dans ce cas-ci , doit répondre ou
être proportionnée à cette cavité ; ainsi
la surface de la capsule, au lieu de répondre à la figure l x l répondra à la figure
l o l , & par consequent le ligament ciliaire doit avancer jusqu'en l l , ce qui ne
peut pas se faire pendant que le cristalin
est dans sa capsule, par rapport à la plenitude de la capsule & à la consistance du
cristallin même, on voit par tout ceci qu'il
y a une raison d'optique , pourquoi le
malade à qui j'ai fait cette operation,
doit voir beaucoup mieux & plus distinctement que ceux qui ont souffert l'operation ordinaire , j'entends dans le cas où
la capsule conserve sa transparence ,

Planche IV.
Fig. 6.

(comme il se trouve toûjours, lorsque
le cristallin a conservé sa consistance sans
augmentation de son volume,) mais lorsqu'elle se trouve opaque, & que j'en ay
fait l'ouverture en sa partie anterieure ;
quoique le changement avantageux, par
rapport à la vision, ne puisse être le même , il est évident que dans ce cas
la vision doit être aussi beaucoup plus
parfaite , que dans l'operation ordinaire;
la raison est que puisque mon operation , pour faire sortir le cristallin, est la
même, soit que la capsule soit transparente ou opaque , le changement de figure
& situation du vitré doit être aussi le même , cette capsule ayant été ouverte vers
son milieu après le changement arrivé au
vitré. Cette nouvelle convexité du vitré
ne trouvant plus de résistance de la part
de la capsule , & conservant toûjours sa
membrane propre, la flexibilité naturelle
à cette humeur doit encore faciliter sa
convexité, d'où s'ensuit une augmentation
de la perfection de la vision, ce qui ne peut
pas arriver dans l'operation ordinaire,
par rapport aux changemens qui arrivent
presque toûjours au vitré dans le manuel

de cette operation, suivant qu'il a été dit ci-devant. Les avantages, par rapport à l'optique, ne sont pas les seuls qui suivent de cette operation ; il y en a encore plusieurs qui regardent les suites de l'operation, dont les plus considérables sont d'éviter de blesser aucuns des nerfs ciliaires, accident qui suit très-souvent l'operation ordinaire, & dont les effets sont très-fâcheux & se terminent pour le moins par la perte de la vûë. Il n'y a aussi que certaines especes de cataractes qui puissent être abbattuës par la maniere ordinaire, & il faut qu'elles ayent acquis une certaine solidité, qu'on nomme maturité, ce qui est ordinairement l'ouvrage de quelques années ; d'ailleurs tout le monde sçait que dans la grande varieté de ces sortes de maux (par rapport aux differens dégrés de leur consistance diaméttre, figure, situation, opacité & gravité specifique) il n'y en a pas deux parmi vingt, qui soient en état de soûtenir l'operation, au lieu que par la mienne, tous ceux qui ont la moindre idée de la fabrique de l'œil, sans connoissance de ces sortes de matieres, seront obligés de con-

211. Cette operation est moins dangereuse que les autres.

venir, qu'on peut par ce moyen-là non-
seulement abattre le criſtallin dans tous
ſes differens états, contre nature, qui
s'entendent par les differentes eſpeces de
cataractes & des Glaucomes, mais encore
en tout tems, c'eſt-à-dire, ſans avoir aucun égard à leur conſiſtance ou maturité
ſans crainte d'aucuns accidens, ſoit que
la capſule ſoit opaque, ſoit qu'elle ſoit
tranſparente; il me reſte ſeulement à
ajoûter à l'égard de la viſion, que la
convexité de la vitrée étant plus conſidérable dans l'axe de l'œil, que quand
le criſtallin étoit dans ſa perfection &
ſituation naturelle, les rayons qui tombent ſur ce vitré convexe, ſouffrent
une réfraction ſi conſidérable, que le foyer
de ces rayons tombe ſur l'organe immediat de la vuë, quelquefois de la même maniere, ou peu s'en faut, que le
foyer des rayons qui paſſoient par le
criſtalin lorſqu'il étoit dans ſon état naturel; ainſi les rayons ſont tranſmis à l'organe immediat de la vuë à peu près de
la même maniere qu'ils l'étoient à travers le criſtallin, lorſqu'il étoit dans ſon
état naturel; par ce moyen la difference

entre la densité du cristalin & celle du vitré est réparée par la difference entre la nouvelle convexité de la vitrée o, & celle du cristallin dans son état naturel ; raison pourquoi les rayons se rencontrent sur l'organe immediat de la vûë en X, dont le foyer, sans cet avantage, eut été en x.

CHAPITRE XXIII.

De la raison pourquoi les objets paroiſſent droits, quoique leurs images ſoient peintes renverſées ſur l'organe immédiat de la vûë.

212. Experience pour montrer que l'image eſt renverſée au fond de l'Oeil.

NOus avons démontré dans le chapitre dix-huitiéme, que les rayons qui partent des objets, peignent leurs images ſur le fond du globe de l'œil, on peut le prouver par une experience fort ſimple que l'on peut faire ſur l'œil d'un bœuf. Que l'on faſſe un trou dans ſa partie poſterieure vers l'entrée du nerf optique, entre ce nerf & la cornée où la diſtance eſt la plus grande, à travers la tunique ſclérotique, choroïde, & retine, qu'on le couvre d'un morceau de papier huilé, & qu'on mette une chandelle, ou autre objet lumineux devant la cornée à une certaine diſtance, on verra cet objet peint fort diſtinctement & renverſé ſur le papier. Ce phénoméne a toûjours embaraſſé ceux qui croyent que les images renverſées ſont incompatibles avec la direction de la vûë, à moins que quelque cause qui n'est pas encore découverte, ne pût les rendre directs avant que nous les appercevions, mais si cela étoit vrai, il en résulteroit l'absurdité suivante, sçavoir, que l'ame se serviroit d'un œil invisible ou instrument intermediaire pour voir ce qui se passe au fond de l'œil, pour rendre la vision parfaite.

Pour lever cette difficulté nous devons considerer 1°. que personne ne voit une image dans son propre œil, parce que ce que nous avons appellé image dans le chapitre dix huitiéme, est seulement tel à une personne qui considére le fond de l'œil recevant les rayons (comme dans un œil de bœuf) car à l'égard de l'œil de l'homme même qui reçoit les rayons , (c'est-à-dire de l'animal qui voit) c'est seulement un assemblage d'un grand nombre d'impressions qui se font sur les différens points de la retine * qui sont frappés par les sommets des cônes interieurs des pinceaux de rayons , qui partent des différens points de l'objet

213. Ce qui s'appelle image sur le fond du globe de l'Oeil ne l'est pas réellement , mais un assemblage des impressions qui s'y font.

214. De quelle maniere on peut dire que le fond du globe de l'Oeil sent.

* Dans tout ce chapitre je prendrai la retine pour l'organe immediat de la vûë, pour éviter la confusion.

visuel ; ainsi la retine sent ce qu'un homme voit (chaque sens se terminant dans le tact) & comme les pinceaux principaux ou les axes des pinceaux qui partent de la partie superieure d'un objet ne peuvent aller qu'aux parties inferieures de la retine, après avoir passé par la prunelle, de même les rayons principaux qui partent des parties inferieures de l'objet, ne peuvent aller qu'aux parties superieures, par rapport à la prunelle même, où ils traversent tous les autres rayons de la maniere que nous l'avons déja dit, par conséquent la partie superieure de la retine ne peut sentir que les rayons qui partent de la partie inferieure de l'objet ; & sa partie inferieure ne peut sentir que ceux qui partent de la partie superieure du même objet, & de même la partie droite sent les rayons qui partent du côté gauche, & la partie gauche ceux qui viennent du côté droit.

315. Cela est encore éclairci par une comparaison.

Ceci paroîtra plus évidemment si l'on considere les fibres qui se terminent dans les différentes parties de la retine comme autant de sentinelles, qui donnent

nent avis à l'ame de ce qui se passe dans
l'œil ; quand l'ame est affectée par ce
tremoussement de quelques-unes de ces
fibres, elle juge qu'il y a des points visibles dans la ligne, par laquelle ce fibre
a reçû son impression sans avoir aucun
égard à la position de cette fibre soit
superieure ou inferieure, laterale, droite ou gauche. Cette verité sera plus évi-
dente par un exemple sur le tact, supposé qu'un aveugle (ou un homme qui
tient ses yeux tout-à-fait fermés) ouvre
sa bouche & reçoive sur le palais une impression faite par le moyen d'un stillet
droit ou autre instrument semblable conduit de bas en haut, ou (ce qui est le
même) qu'il reçoive un petit coup sur
la même partie & dans la même direction, il ne croira pas que ce coup lui
vienne d'enhaut, étant frappé à la partie superieure de la bouche, mais il jugera que cette sensation lui est occasionnée par quelque chose qui vient d'en
bas, parce que les extremités des nerfs
qui se terminent dans le palais, étant
ébranlées par ce coup, donneront avis à
l'ame qu'elles sont frappées, mais comme
elles ne peuvent l'être, que par un corps

L

qui parte de bas en haut, l'ame jugera, étant ainsi affectée, que la cause
vient de bas en haut, de même si la partie inferieure de la bouche en dedans
avoit reçû une pareille impression, l'ame
jugeroit naturellement que la cause vient
droit de haut en bas ; ce qui se passe
dans cette occasion a un très grand rapport avec ce qui se passe au sujet de la vision, où les rayons se traversent l'un l'autre devant que d'arriver à la retine. Voici un autre exemple pour prouver ce
que j'avance. Supposés qu'un Général
d'armée ait près de son camp une petite tour placée vis-à-vis le camp ennemi, & qu'il n'y ait que deux chemins
par où il craigne d'être attaqué, & que
pour éviter d'être surpris, il ait placé
des sentinelles de la maniere suivante,
planche 5. *figure* 1. R est une des deux
chambres contenuës dans cette petite
tour située à main droite, supposons que
le camp des ennemis soit placé en E,
que l'on ait fait à cette chambre une
fente ou fenêtre oblique qui regarde
vers 1, chemin gauche, L est l'autre
chambre à main gauche qui a une fenêtre aussi oblique, qui regarde à droite

vers r , le Général ayant placé une senti-
nelle dans chacune de ces chambres. Richard , par exemple , qui est placé dans
la chambre droite R , lorsqu'il donne le
signal ou l'avertissement , il ne fait autre
chose que d'avertir qu'il voit l'ennemi ,
par où le Général juge que l'ennemi
vient par le chemin gauche vers l , parce que , quoique Richard soit placé dans
la chambre droite , il ne sçauroit voir
que ce qui vient par le chemin gauche.
Leonard étant aussi placé dans la chambre gauche en L , donnant le même signal , son Général juge que l'ennemi
vient par le chemin droit en r , ainsi le
Général ne jugera jamais par la voix de
Richard (quoiqu'il soit posté dans la
chambre droite) autre chose , si non que
l'ennemi vient par le chemin qui est à
gauche : de même , quoique Leonard soit
posté dans la chambre gauche , il l'in-
formera que l'ennemi vient par le chemin
qui est à droite. Il me paroît qu'on peut
voir par tout ceci , comment l'ame par
ces petites fibres ou sentinelles placées
dans le côté droit de la retine sera infor-
mée des parties visibles de l'objet qui sont
situées au côté gauche, & par celles pla-

cées au côté gauche des parties visibles
de l'objet situées au côté droit ; comme
par celles de la partie superieure, elle
appercevra celles qui sont situées à la
partie inferieure de l'objet, & par celles de la partie inferieure, celles qui sont
situées à la partie superieure. On trouve
quelque chose de fort curieux sur cette
matiere dans un traité écrit en Anglois,
intitulé, *Petit Philosophe*, page 206., mais
comme je crois en avoir assez dit sur cette matiere pour la faire comprendre, je
crois qu'il est assez inutile que je fasse
mes remarques sur les observations de
cet Auteur, d'autant plus que cet ouvrage étant fort abstrait seroit à la portée
de peu de personnes, au lieu que je puis
croire que ce que j'ai dit est à la portée
de tout le monde.

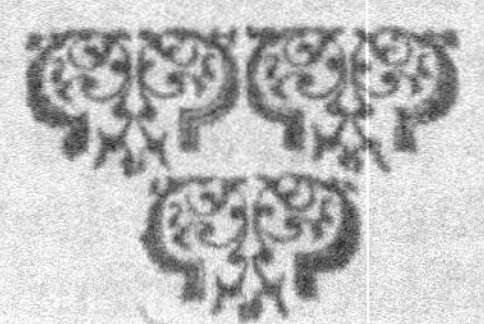

CHAPITRE XXIV.

De la raison pourquoi l'on ne voit qu'un seul objet avec les deux yeux, quoique chaque Oeil en particulier reçoive une image de ce même objet. De la double vision & du Strabisme.

UNe personne qui voit parfaitement bien & qui a ses yeux dans un état sain, ne voit qu'un objet, soit qu'il le regarde avec les deux yeux, soit qu'il ne le regarde * qu'avec un seul, par exemple, supposé que B C, *planche 5. fig. 2.* réprésente les deux yeux, A une chandelle à une distance, par exemple, de deux pieds, si on la regarde avec l'œil B, ou avec l'œil C, les fermant successivement, tantôt l'un tantôt l'autre, ou avec les deux yeux en même tems, la chandelle aura toûjours la même apparence, & l'on n'en verra qu'une, & puisque l'image *

216.
Pourquoi l'on ne voit qu'un seul objet avec les deux yeux, quoique chaque Oeil en particulier reçoive une image de ce même objet.

* La différence qu'il y a entre voir un objet & le regarder, a déja été expliqué dans le chapitre huitiéme.

* Je me suis toûjours servi du mot *image* comme il

L iij

de cette chandelle eſt peinte ſur l'œil droit
en E. en même tems qu'elle l'eſt ſur l'œil
gauche en D, il faut qu'il y ait dans le
Senſorium commune (c'eſt-à-dire où l'a-
me reçoit les impreſſions communiquées
par le ſens) une communication de E
à D, autrement nous verrions deux
chandelles au lieu d'une. Cette communication eſt dans l'union des fibres nerveuſes, qui ſe trouvent dans le milieu
de l'organe immediat de la vûë d'un œil
(ſoit dans la retine ou choroïde) avec celles qui ſe trouvent dans le milieu de l'organe immediat de la vûë dans l'autre œil,
je veux dire l'endroit où tombe l'axe
d'optique ou l'axe de l'œil. Les fibres,
par exemple, qui partent de D & de E,
& courent dans le nerf optique juſqu'à l'endroit où ces mêmes nerfs s'u-
niſſent en H vers la ſelle du tare, de la
maniere que je l'ai remarqué dans l'anatomie de l'œil, d'où ils partent ainſi unis
juſqu'au *Senſorium commune*, ainſi la fibre compoſée d'H h ſera miſe en mou-

eſt ordinaire à tous ceux qui ont écrit ſur l'optique ;
j'entens ſeulement ce que j'ai dit dans le dernier chapitre, ſçavoir, l'impreſſion faite par les rayons ſur ces
parties du fond du globe de l'œil où l'image eſt peinte.

vement soit par l'impreſſion qui ſe fait en
E , ou par celle qui eſt faite en D , ou
par toutes les deux en même tems. Pour
rendre cela plus clair , je vais donner un
exemple; ſuppoſez une cloche dont la
corde dans ſa partie inferieure , ſoit divi-
ſée en deux pour que deux hommes puiſſent ſonner en même-tems, ſi l'un ou
l'autre de ces deux hommes tire ſeul
l'une de ces cordes , ou s'ils tirent
chacun la leur en même tems, la cloche
ſonnera également. Mais il s'agit de déterminer quelles ſont ces parties de la retine * d'un Oeil qui communiquent avec
les parties correſpondantes de la retine
de l'autre œil. Les experiences nous font
voir que deux endroits ſur les retines
également diſtans de l'axe de l'œil ne
ſe communiquent pas leurs impreſſions,
par exemple , des impreſſions égales
étant faites ſur F & ſur G, qui ne ſont
pas des fibres correſpondantes , occa-
ſionneront la viſion double , parce que
la fibre F m ne ſe joint pas avec la fi-

217. Com-
paraiſon ti-
rée d'une
cloche ſon-
née par
deux hom-
mes.

218.
Quelles
ſont les
parties dans
le fond du
globe de
l'Oeil qui
communi-
quent en
ſenſation
l'une avec
l'autre.

---

* Je ſuppoſe la Retine dans tout ce chapitre pour
l'organe immediat de la vûë, pour les raiſons que j'ai
données dans le chapitre précédent.

L iiij

bre G n à l'endroit où les nerfs optiques se rencontrent dans la tête. Pendant que l'on regarde avec attention
la chandelle avec les deux yeux, si l'on
tient un doigt en I directement devant
la chandelle & à une distance de neuf
pouces des yeux, le doigt paroîtra double pendant qu'on ne voit qu'une chandelle ; tout ceci prouve clairement qu'il
n'y a point de communication entre les
fibres en G dans un œil, & celles en F
dans l'autre ; pour faire cette experience,
il est nécessaire de remarquer qu'on ne
doit pas regarder le doigt, mais tâcher
de voir la chandelle (étant suffisant que
le doigt se fasse voir.) De façon que les
deux images de ce doigt paroîtront foibles dans chaque œil, comme si l'on n'en
voyoit que les ombres ; mais si on cesse de
regarder la chandelle, & que l'on ne regarde que le doigt, dans ce cas, l'on
ne verra qu'un doigt, mais il sera très-
distinct pendant que la chandelle paroîtra double. La raison est que l'extrémité de l'axe des yeux, c'est-à-dire, le milieu de l'organe immediat de la vûë,
étant déplacé d'E en G, & de D en F.
la correspondance de leurs fibres ne nous

permettra de voir qu'un doigt. Le point D & E étant alors plus proche du nez de chaque côté de l'axe de l'œil, quoiqu'ils conservent une distance égale, n'ont aucune correspondance, leurs fibres ne s'unissant pas où les nerfs optiques se touchent, & ceci est évident par la double vision de la chandelle. Voici une autre experience pour me faire entendre plus clairement. Si l'on met deux chandelles D E, *figure* 3. également distantes des yeux B C, si l'on met une petite planche en P Q, dans laquelle on aura fait un trou d'un demi pouce de diamétre en A, que l'on fixe cette planche dans un point également distant de la chandelle & des yeux, qu'alors l'on regarde tout droit sans faire aucune attention à cette planche ni à autre chose, on verra deux trous & deux chandelles ; mais si l'on tourne ses yeux vers le trou, avec intention de le regarder, alors on ne verra qu'un trou & qu'une chandelle ; la raison est, que dans le premier cas G g & F f, où étoient les axes optiques, & conséquemment les impressions qui étoient faites sur e par la chandelle E & le trou A, n'avoient point de communication avec les impressions qui

étoient faites sur d , semblables aux pré-
cédentes par la chandelle D & le trou
A. Les fibres du côté e m ne se joignant
pas avec les fibres de l'autre côté d n ,
mais quand les points G F du milieu de
chaque œil sont transportés en e & en d,
& qu'ils reçoivent les impressions de la
chandelle & du trou (c'est à-dire l'œil
droit C , l'impression de la chandelle D , & l'œil gauche B , l'impression de
la chandelle E) la correspondance
entre ces points déja mentionnés ne
nous fait voir qu'un trou & une chandelle ; tout ceci sera encore plus évident
si l'on tient un morceau de verre bleu
devant la chandelle E & un morceau
de verre rouge devant la chandelle D,
avec intention de les distinguer l'une de
l'autre sans changer la qualité de leurs
images respectives ; si alors l'on approche les yeux dans la position nécessaire pour regarder un objet éloigné , dirigeant les axes des yeux dans la ligne G g
& F f on peut voir une chandelle bleuë
avec l'œil gauche B , & une chandelle
rouge avec l'œil droit C , & si l'on regarde le trou avec attention, dirigeant
l'axe d'optique dans la ligne d D e E ,

on verra les chandelles bleuë & rouge
ensemble dans le trou E , où elles auront l'apparence d'une chandelle de couleur de pourpre.

De toutes ces expériences il est évident
qu'il n'y a point de communication ou
d'union de sensation entre les parties
externes du fond du globe d'un œil, &
les parties externes du fond du globe de
l'autre œil , ni entre les parties internes d'un œil , & les parties internes de
l'autre ; c'est - à - dire , l'on suppose
G g & F f les axes des yeux , il
n'y a point de correspondance entre
aucune partie du fond du globe de l'œil
qui est continuée depuis G jusqu'à b
dans l'œil gauche avec aucune partie
du fond du globe de l'œil droit depuis
F jusqu'à C, ni entre les parties G B
du fond du globe de l'œil gauche avec
les parties F c le fond du globe de
l'œil droit ; la conséquence qu'on tirera
naturellement de ce qui vient d'être dit ,
est qu'il n'y a que le milieu du fond du
globe d'un œil qui corresponde avec le
fond du globe de l'autre , c'est-à-dire
qu'il n'y a que le point G dans l'axe d'op-

tique d'un œil qui corresponde avec le point F , point d'optique de l'autre , quoique l'expérience nous fasse voir le contraire , car ce ne sont pas seulement les points phisiques ou petits objets qui paroissent seuls en les regardant avec les deux yeux , mais aussi les grands objets ; la vraie raison est qu'il n'y a point de communication entre les points exter- nes e & d , mais il y en a une entre e externe & l'interne s , & aussi entre d externe du fond du globe de l'œil droit avec le point interne r du fond du globe de l'œil gauche , ainsi tous les points du côté gauche ou côté externe du fond de l'œil gauche dans toute l'espace de G jusqu'à d correspondent avec tous les points du côté gauche ou côté interne de l'œil droit d'F jusqu'en e , chaque point dans un œil avec chaque point dans l'autre qui sont respectivement à égale distance de l'axe d'optique sur le même côté ; de même tous les points ou fibres entre G & B correspondent avec tous les points entre F & C côté droit de chaque œil. Je m'explique, les fibres du nerf optique qui se terminent dans le côté gauche du fond du globe de

219. Le côté gauche & le côté droit de chaque œil communi- quent l'un avec l'au- tre.

220. La moitié des fibres d'un nerf opti- que change de place ,

l'œil entre G & b courent dans le côté gauche du nerf optique jufqu'à ce qu'elles arrivent à l'endroit où elles fe touchent l'une l'autre, où elles fe joignent avec celles qui partent du côté gauche du fond du globe de l'œil droit entre F & c, après quoi ils courent dans un nerf compofé au côté gauche du cerveau où ce nerf fe termine. * Auffi le nerf optique dans l'œil droit après avoir rencontré dans la tête le nerf optique de l'œil gauche n'eft pas feulement compofé de tous les fibres qui partent du côté droit de l'œil droit * avant cette rencontre, mais encore des fibres qui partent du côté droit de l'œil gauche entre G & B, & les fibres qui partent du côté gauche de l'œil droit entre F & C, fe joignent à ceux qui partent du côté gauche de l'œil gauche entre G & b, ce qui paroîtra plus clairement par la 4. fig. planche 5. Q P O R repréfentant un œil dont l'axe eft S P, Q P p les fibres de la ré.

avec la moitié des fibres de l'autre, à l'endroit où ils fe rencontrent dans la tête

---

* Je parle ici à l'égard de la motion de la fenfation, autrement il auroit été plus convenable de parler en Anatomifte, & de réiterer ce que j'ai dit dans l'Anatomie de l'œil, de l'origine & terminaifon de ces nerfs.

tine au côté gauche du fond du globe de
l'œil dans leur ordre naturel dans la rétine, & comme elles sont continuées dans
le même côté du nerf optique depuis l'endroit où ces nerfs se rencontrent dans la
tête, R O o représente les fibres du côté
droit, &c. Supposons que le nerf optique soit séparé pour montrer les fibres
qui se trouvent entre Q & P, & qu'on
les examine séparément jusqu'au p, de
même des fibres du côté gauche R O jusqu'à o, voyez *fig*. 5. a r T & b V T, re-
présentent les fibres de l'œil gauche, &
α T V. & β s v β, celles de l'œil droit.
Les parties r s t qui restent du nerf optique de l'œil gauche, après s'être ren-
contrées dans la tête, ne sont pas composées comme elles étoient quand elles
sont parties de l'œil ; mais elles sont accompagnées des fibres qui partent du
côté gauche du fond de l'œil droit,
c'est-à-dire, que a r T quittent b V T au
point de leur rencontre T dans la tête,
& se joignent aux fibres α V T qui partent du côté gauche de l'œil droit, &
font ensemble le corps T u t f r. Il est
de même des fibres qui partent du côté

droit de chaque œil. Pour faire voir que ce que j'avance n'est pas une simple supposition, je vais démontrer qu'il y a une correspondance entre les côtés droits & les côtés gauches du fond des yeux (c'est-à-dire entre α Λ & b β, même figure. Supposés A B une fléche placée transversalement devant l'œil, on ne verra qu'une fléche comme j'ai déja remarqué, soit qu'on ne la regarde qu'avec un œil, ou qu'on la regarde avec les deux, l'image de cette fléche dans l'œil droit est dans la position α ¢ renversée à l'égard de l'objet, & dans l'œil gauche dans la position a b aussi renversée à l'égard de l'objet, & ainsi dans la même position comme dans l'œil droit. Si les parties externes a dans le fond de l'œil gauche communiquoient avec les parties externes β du fond de l'œil droit & aussi les parties internes b & α, nous verrions deux fléches à côté l'une de l'autre mais renversées l'une à l'égard de l'autre, car alors α & β recevant les impressions des extrémités différentes de cette fléche, & se communiquant, de même α & β doneroient une double sensation

221. Démonstration d'une correspondance de sensation entre le côté gauche du fond des yeux, & entre leur côté droit.

de cette fléche, mais puifque nous ne voyons qu'une fléche au lieu de deux, il faut néceffairement que le point externe a de l'œil gauche communique avec le point interne *a* de l'œil droit, & le point interne b de l'œil gauche, avec le point externe *ß* de l'œil droit, & par ce moyen quand on regarde cette fléche (ou autre objet) avec les deux yeux, on ne voit pas cette fléche double, mais fa fenfation fera feulement plus forte.

Il paroît à propos de remarquer ici que fi la choroïde eft l'organe immédiat de la vûë, il faut qu'il y ait une communication des nerfs de cette membrane qui réponde à celle que je viens de démontrer entre le côté gauche du fond de chaque œil a & le côté droit b *ß*. A l'égard des opinions différentes fur le vrai fiége de cet organe, ce n'eft pas ici le lieu d'en parler, j'ofe me flatter qu'on trouvera de quoi fe contenter fur cette matiere dans le 26. chapitre de ce traité. Ce qui paroît favorifer l'opinion de ceux qui prétendent que la rétine eft l'organe immédiat de la vûë,

eft

c'est que dans les animaux qui ont leurs
yeux placés sur les côtés de la tête,
les nerfs optiques ne se rencontrent pas
dans la tête comme ceux de l'homme, par
exemple dans les poissons & beaucoup
d'oiseaux , & l'on m'a dit que dans les
liévres leurs yeux sont placés de façon
qu'ils peuvent voir derriere eux (ce que
je n'ai pas eu occasion d'examiner par
moi-même) ainsi comme ces animaux
dans ce cas ne peuvent pas voir un même objet avec les deux yeux , il n'étoit
pas nécessaire d'une communication entre leurs nerfs optiques comme dans
l'homme. On peut remarquer dans
plusieurs animaux, comme dans le cocq
& autres oiseaux qui chantent , que
quand ils regardent un objet avec attention , ils tournent leur tête de côté, de façon qu'ils ne voyent que d'un
œil, il s'ensuit de-là qu'avec les deux yeux
ils peuvent voir deux différens objets
en même tems & peut-être distinctement.
Mais de tous les animaux , il n'y en a pas
un qui prouve ceci plus clairement que le
caméléon qui tourne un œil en haut &
l'autre en bas dans le même tems , & qui

M

paroît regarder les objets ainsi situés avec la même attention.

Il y a beaucoup de differentes opinions sur ce sujet, mais il seroit trop long de parler de chacune en particulier, j'en rapporterai seulement deux des mieux reçûes : Celle premierement dont Monsieur Antoine Maître Jan a parlé, & dans laquelle ce vice est attribué à la mauvaise conformation de la cornée : La seconde & la plus suivie est celle qu'a soûtenue en 1732. *Monsieur Ferren Docteur de la Faculté de Medecine de Montpellier.*

Voici de quelle maniere s'explique M. Maître Jan, pour soûtenir que cette difformité consiste dans la mauvaise conformation de la cornée.

Pour se convaincre, dit-il, d'où vient ce vice, il n'y a rien de plus aisé que de considerer & d'examiner les yeux de ceux qui en sont affectés, & de remarquer que presque tous ont la cornée transparente plus éminente & plus voûtée qu'à l'ordinaire, avec cette difference que les uns l'ont plus voûtée & éminente, & que ceux qui regardent simplement de près ont bien la cornée transparente plus voûtée : mais la pointe de cette éminence est tournée un peu plus du côté du nez, qu'elle n'est ordinairement dans les autres hommes ; & que ceux qui regardent de travers ou de côté, l'ont de même, pour l'ordinaire, plus éminente & plus voûtée ; mais la pointe de cette éminence est tournée à l'opposite, & regarde en quelque façon le côté du corps, ou bien elle est tournée en bas ou en haut.

Ceci reconnu, dit l'Auteur, il n'est pas difficile de concevoir que lorsque les Louches veulent regarder à la maniere ordinaire des autres hommes, ils ne peuvent voir distinctement les objets, parce que les pinceaux des rayons de lumiere qui partent de chaque partie des objets, & qui parviennent à leurs yeux, rencontrent chez eux la cornée transparente plus éminente & plus voûtée ; ils doivent se briser davantage en s'approchant de la perpendiculaire de leur entrée, lorsqu'ils penêtrent cette membrane, & qu'ils entrent dans l'humeur aqueuse : Ainsi par une suite nécessaire, tous les rayons qui compo-

sent chaque petit pinceau dans cette dis-
position , doivent s'unir & se croiser
dans le corps vitré , avant que d'attein-
dre la rétine ; ils doivent donc se trouver divergens , quand ils rencontrent
cette membrane, & par conséquent ils ne
peuvent former qu'une peinture confuse des objets dont ils partent, si ces objets
sont un peu éloignés , comme je le suppose , & s'ils sont petits ; car pour que
la peinture fût distincte , il faudroit que
la rétine s'approchât plus près du cristallin , ou le cristallin plus près de la
rétine , ce qui ne se peut , comme je l'ai
dit , en expliquant la vûë ; ou bien il
faudroit que le cristallin fût moins é-
minent ; mais il ne se rencontre point
d'autres figures dans les yeux louches
que dans les autres ; ou enfin que le
globe de l'œil fût applati , comme dans
les Chats-huants & les autres oiseaux
qui ont la cornée transparente fort é-
minente ; & il est rond à l'ordinaire.
Quel remede donc ?

Les Louches le trouvent eux-mêmes ; ils ne font que s'approcher plus
près des objets, ou approcher les ob-

jets plus proches de leurs yeux; car alors
tous ces petits pinceaux de rayons de
lumiere, dont je viens de parler, qui
réflechissent de chaque petite partie
des points des objets, étant plus courts,
puisque l'œil se trouve plus près de
tous les centres d'où ils partent, &
que je considere ici comme autant de
points d'union, ils doivent se moins
briser en pénetrant cette membrane, &
passent dans l'humeur aqueuse, de même en traversant le cristallin, & le
corps vitré, & par conséquent tous les
rayons qui en composent chaque petit pinceau, doivent s'unir plus loin du
cristallin, suivant ce que j'ai dit; &
comme ces rayons ne peuvent s'unir
plus loin du cristallin sans rencontrer
à leur pointe, ou union particuliere,
la rétine, ils y doivent par conséquent
peindre plus distinctement la figure &
la couleur des objets d'où ils partent;
& c'est ce qui arrive aux Louches.

Il s'en suit, continuë-t'il, que
plus la cornée est voûtée, & plus les
Louches doivent approcher les objets près de leurs yeux pour les pou-

voir voir distinctement.

Que ceux qui regardent simplement de
près pour voir un petit objet, ou pour
lire, par exemple, dans un livre, doivent
approcher le livre fort proche de leur
nez : mais régulierement devant eux.

Que ceux dont l'éminence de la cornée transparente est tournée en dehors, sont obligés pour regarder un objet, ou pour lire dans un livre, de mettre le livre à côté, & tourner la tête
vers le côté opposé à l'objet qu'ils veulent regarder, & que souvent même ils
ne peuvent lire que d'un œil, si l'éminence est grande, & si elle est fort tournée en dehors ; parce qu'en cette dif-
position les yeux ne peuvent pas assez
se tourner, pour que les deux axes optiques se puissent rencontrer en regardant de si près.

Que ceux dont l'éminence de la cornée transparente regarde en bas, sont
obligés de lever la teste, & de mettre
leur livre vers le menton pour pouvoir lire ; & quands ils marchent dans
les ruës, d'avoir toûjours le nez en
l'air : & que ceux dont la même émi-

nence est tournée en haut, sont obligés de tourner la tête, ou de lever leur livre en l'approchant de leur front pour lire, & d'avoir la tête baissée pour voir devant eux quand ils marchent dans les ruës, & tout cela parce qu'il faut nécessairement que l'objet soit dirigé vers la partie la plus éminente de la cornée, afin que les rayons qui partent de cet objet, se puissent porter vers le centre de la rétine ; & comme les Louches n'ont pas les yeux autrement disposés que les autres hommes, ils ne peuvent assez tourner les yeux vers le côté opposé à l'éminence, pour voir comme les autres hommes : Ainsi ils sont, comme je viens de dire, forcés de suppléer à ce défaut.

Il s'ensuit encore que les Louches doivent voir les objets plus gros que les autres hommes ; parce que l'angle par lequel ils voyent, & par lequel on juge de la grosseur des objets, est plus ouvert, à cause de la grande voûture de la cornée transparente, d'où vient aussi que la plûpart des Louches, en écrivant, font leurs caracteres forts petits.

Que les Louches pendant la nuit

voyent mieux que les autres homme s, & qu'ils peuvent lire au clair de la Lune, parce que leur cornée étant plus éminente, raſſemble davantage de rayons de lumiere qui paſſent par conſéquent en plus grand nombre par la pupille, qui chez eux ſe dilate encore plus que chez ceux qui ont la cornée tranſparente formée à l'ordinaire.

„ Qu'ils peuvent voir plus loin avec des lunettes dont les vers ſont concaves, parce qu'ils rendent les rayons divergens ; & qu'au contraire ils ne peuvoir avec des lunettes dont les verres ſont convexes, parce que leur cornée n'eſt déja que trop voûtée.

Que plus ils vieilliſſent, & plus ils peuvent voir de loin, à cauſe que par l'âge la cornée en ſe deſſechant, s'affaiſſe, & n'eſt plus ſi éminente, & de-là vient que leur vûë ſe perfectionne encore, lorſque celle des autres hommes au contraire diminue, & qu'ils peuvent parvenir juſqu'à une grande vieilleſſe, ſans être obligés de ſe ſervir de lunettes.

Pour expoſer préſentement le ſentiment de M. Ferren, nous rapportons ce qui en eſt dit dans le Journal des Sçavans, mois de Mai 1733. dont voici les termes :

Soit l'objet à égale distance des deux yeux B & C, soit B D la ligne que décrit dans l'œil gauche le rayon A B, par le moyen duquel cet œil voit l'objet ; soit C E la ligne que décrit dans l'œil droit le rayon A C par le moyen duquel cet œil voit le même objet. Maintenant prolongés hors de l'œil la ligne D B & la ligne E C ; si ces lignes prolongées se réunissent au même point de l'objet, l'objet paroîtra simple, mais si l'on suppose, par exemple, que le rayon A C se coupe en pénétrant l'œil droit autrement que le rayon A B dans l'œil gauche, & que ce rayon A C, après avoir pénétré l'œil droit décrive la ligne C F, ensorte qu'en prolongeant hors de l'œil la ligne F G vers H, elle ne se réunisse pas avec la ligne D B prolongée, l'objet sera vû en deux endroits differens, sçavoir, en A & en H, & par conséquent paroîtra double, comme les loix de l'optique l'apprennent ; d'où il suit que si le globe de l'œil est bien constitué, & que les deux yeux soient tournés vers le même point, on verra *simple*, parce qu'en prolongeant hors de l'œil les lignes décrites par les rayons qui

Planche III

font diftinguer un point de l'objet , le concours de ces lignes fe fera de la maniere qu'on dit , au lieu que fi l'un des yeux étoit tourné en un fens different de l'autre , le rayon fe détourneroit en entrant , de façon qu'étant prolongé hors de l'œil , il ne pourroit pas fe réunir avec l'autre , de la maniere qu'il convient , & pour lors l'objet fe verroit double. Cela fuppofé , voici l'explication que notre Auteur donne des differences dont il s'agit.

Le criftallin peut être fitué differemment dans les deux yeux ; être , par exemple , pofé obliquement dans l'œil droit C tandis qu'il fera comme il doit être dans l'œil gauche B. Cette pofition viticufe du criftallin étant donnée , M. Ferren dit, que fi les yeux fe tournnent alors en même fens, l'objet paroîtra double ; car par cela même que les deux yeux font tournés en même fens, les deux criftallins font tournés en deux fens differens , comme on peut voir dans la figure; ainfi l'objet doit paroître double , de la même maniere que fi les deux yeux bien conftitués étoient eux-mêmes tournés en deux fens differens , puifqu'il eft évident

qu'alors le rayon A C se coupe en traversant ce cristallin mal posé, & se coupe
de maniere qu'il décrit une ligne G F,
qui prolongée hors de l'œil ne se réunira
pas avec le rayon D B A de la maniere
qu'on a remarqué être nécessaire pour
voir simple. Or si ce changement arrive
dans un adulte par un coup sur l'œil ou
autrement, comme cet adulte habitué
depuis long-tems à tourner les deux
yeux en même sens, ne sçauroit prendre une habitude contraire, il verra double, comme plusieurs observateurs, tels
entr'autres que Gassendi & Forrestus disent être arrivé à quelques uns, & voilà,
selon notre Auteur, comment on peut
voir double sans regarder de travers.

Cette même position vitieuse du cristallin étant encore supposée, il est certain qu'en concevant que l'œil sain reste immobile, & qu'on tourne l'autre
dans tous les sens imaginables, il doit y
avoir une situation où le cristallin de l'œil
mal constitué, se trouvera tourné en même sens que le cristallin de l'autre œil,
tandis que l'œil lui-même sera tourné differemment, & M. Ferren dit qu'alors,
avec des yeux de travers, l'objet paroî-

tra simple, (parce qu'alors le rayon A I suivra en pénétrant l'œil, la ligne I K, qui étant prolongée hors de cet œil, ira courir avec l'autre rayon, de la maniere qu'il a été dit.) Que si cette position vitieuse du cristallin, se fait dans un âge extrêmement tendre, comme la nature se plie alors aisément, & que la confusion qui naît de la duplicité apparente des objets, détermine l'enfant à chercher le moyen d'y remedier, l'enfant s'accoûtumera à tourner les yeux inégalement, jusqu'à ce qu'il ait trouvé ce point d'obliquité qui peut l'empêcher de voir double. Il sera louche, mais il cessera par-là de voir double. Ainsi le strabisme de cette sorte, bien loin d'être un mal en soi-même, est un moyen par lequel la nature remedie aux accidens d'un mal réel; c'est ainsi qu'on voit *simple* avec des yeux de travers.

Il y a un troisiéme cas où l'on voit double avec les yeux de travers ; c'est lorsque les parties du globe étant en bon état, il survient quelque accident qui empêche de tourner les deux yeux en même sens, tandis que cela seroit alors nécessaire pour s'empêcher de voir double. Cet

accident vient d'ordinaire d'une paraly-
fie de quelque mufcle de l'œil, foit après
une apoplexie ou autrement ; il arrive
auffi quelquefois par convulfion, & quelquefois en confequence d'une cicatrice
qui arrête le mouvement d'un œil. Le
ftrabifme de cette efpece, n'a rien de
commun avec le premier, & ordinairement on n'appelle pas *louches* ceux qui en
font atteints. Dans le ftrabifme de la premiere efpece le mouvement de l'œil eft
libre, & fes mufcles (quoiqu'on en croye
communément) font en bon état ; mais
il eft néceffaire qu'ils agiffent autrement
que dans les perfonnes ordinaires, pour
voir fimple ; au lieu que dans la feconde
efpece de ftrabifme, le mouvement du
globe eft gêné, tandis qu'il feroit néceffaire qu'il fût libre pour s'empêcher de
voir double.

Monfieur Portelfield, Medecin Ecof-
fois, admet la probabilité de ces deux
opinions, & voici comment il les explique. Ce vice, dit-il, peut arriver par la
pofition oblique de la cornée, quand elle eft très-convexe, parce que quand
l'œil a cette conformation, il ne peut
voir diftinctement aucun objet, le foyer

des rayons ne tombant pas fur la retine
dans l'axe de l'œil ; ainfi le malade éloigne involontairement de l'objet l'axe
de fon œil , pour tâcher d'en recevoir
l'image fur la partie la plus fenfible de
la retine , par exemple , pour déterminer
la fituation de l'axe de l'œil à l'égard de
l'objet qu'il veut regarder fuppofé A G K
(*Planche* 3. *figure* 15.) l'axe de l'œil &
b G d , la cornée oblique dont le centre
eft o fuppofé a A x un cône de rayons ,
qui ait fa bafe dans la prunelle a x , &
fon fommet au point A , partie la plus
fenfible de la retine ; il eft certain que le
point de l'objet d'où vient ce cône , eft le
plus diftinctement vû ;pour trouver la véritable place de ce point hors de l'œil ,
que l'on continue jufqu'à E le rayon du
milieu A G, foit auffi la ligne PG perpendiculaire à la furface de la cornée au
point d'incidence G , & qu'enfuite on la
continuë jufqu'à Q; fi du point A on laiffe
tomber fur cette ligne P Q, la perpendiculaire A D , & qu'on la continuë jufqu'en H ; D H fera par rapport à A D
comme le finus d'incidence eft à celui
de réfraction , c'eft-à-dire , comme 4.
eft à 3. du point G, foit décrit avec le

rayon A G , le cercle A H P , foit paralelle à la perpendiculaire G P Q , la ligne
H E féparant la circonference en E , & fe
joignant à la ligne E G , cette ligne E G
fera le rayon incident de l'endroit , où
l'objet doit être placé pour avoir fon image peinte fur la partie la plus fenfible de
la retine en A dans l'axe de l'œil , car fi
E F tombent perpendiculairement fur la
ligne P Q , cette ligne E F fera le finus
d'incidence du rayon E G , l'angle d'incidence étant E G P , & ce finus E F étant
égal à D H eft par conféquent propor-
tionnel au finus de refraction A D comme 4. eft à 3.

A l'égard de l'autre caufe de ces maladies, c'eft-à-dire , de la pofition oblique
du criftallin , comme dans la *figure 16.
planche 3*. le rayon qui partant directement de l'objet A , & tombant fur l'œil
devroit être continué convergent fur la
retine au point D répondant à l'axe de
l'œil , eft obligé par rapport à l'obliquité du criftallin de converger à un autre
point de la retine, comme C fur le côté
de l'axe vifuel D E A , où le criftallin eft
le plus elevé : ainfi l'objet n'eft pas vû
diftinctement , fon image ne tombant pas

sur l'axe de l'œil, à la partie la plus senfi-
ble de la retine. Mais les rayons qui tombent obliquement fur l'œil, comme, par
exemple, ceux qui partent de l'objet B,
après avoir été réfractés, convergeront
vers la partie la plus fenfible de la retine
en D, & ainfi ayant fait leur impreffion
fur cette partie, l'ame doit avoir une idée
plus diftincte de l'objet ; c'eft ce qui fait
que l'œil, dont le criftallin eft pofé obliquement, ne fuit pas les mouvemens de
l'autre, mais tourne fon axe pour tâcher
de recevoir l'image de l'objet fur la partie la plus fenfible de fa retine. Il s'enfuit
de tout ceci. 1°. Que l'objet A vers lequel l'axe de l'œil, eft dirigé, fera vû très-
imparfaitement, parce que fon image
tombe fur la retine en C, où elle n'eft pas
fort fenfible. 2°. Que l'objet B vers lequel l'axe de l'œil n'eft pas dirigé, ayant
fon image peinte fur la retine dans l'axe
de l'œil D E, fera vû très-diftinctement.
3°. Que ce même objet B doit paroître
tant foit peu imparfait, parce que les pinceaux des rayons qu'ils envoyent ne font
pas fi exactement affemblés fur la retine
par rapport à leur incidence oblique fur
le criftallin. 4°. Que cet objet ne peut
point

point être vû dans sa propre place, c'est-
à-dire en B, mais paroît transporté dans
quelque autre point comme en A, qui est
situé dans l'axe de l'œil D E A ; & enfin
paroissant ainsi transporté de la place où
il a été vû par l'œil qui ne louche pas, la
distance entre la vraye place & la place
apparente sera encore plus ou moins
grande, à proportion de l'inclinaison du
cristallin vers le côté opposé.

Le même Auteur, après avoir posé
pour véritable cause de certaines especes
de cette maladie, les deux que je viens de
rapporter, lui en attribue encore quelqu'autres, comme par exemple, un défaut dans la conformation de la retine
qui consiste en ce que la partie la plus
sensible de la retine est transportée de sa
place naturelle, c'est-à-dire, qu'elle n'est
plus dans la partie opposée à la prunelle,
mais un peu à côté de l'axe de l'œil, ce
qui oblige le malade à le tourner & à l'é-
loigner de l'objet qu'il veut voir pour recevoir son image sur la partie la plus sensible de la retine.

A l'égard de la loucherie, dont les enfans sont attaqués, ce n'est qu'une habitude qu'ils contractent sans qu'il y ait

N

aucun défaut dans l'œil ni dans ses mufcles, auffi les enfans deviennent-ils fort
aifément louches, en voulant imiter ceux
qui le font, ou lorfqu'on leur préfente
plufieurs objets à la fois, parce que cela
les oblige à regarder un objet avec un œil,
& un autre objet avec l'autre œil, ainfi
ils contractent la mauvaife habitude de
remuer leurs yeux en differens côtés, ce
dont ils ont beaucoup de peine à fe cor-
riger dans la fuite. On a vû auffi des enfans s'accoûtumer à loucher pour être
placés obliquement vers une chandelle,
une fenêtre ou quelque autre objet éclairé, capable d'attirer leur vûë, car quoique pour voir cet objet il leur foit poffible
de tourner les deux yeux à la fois, une
pareille fituation étant penible & labo-
rieufe, ils fe contentent de regarder avec
l'œil le plus proche de l'objet, ce qui leur
donne par dégrés la mauvaife habitude
de tourner les yeux de differens côtés
l'un fans l'autre. Il eft certain auffi que
quelques vices dans les mufcles qui donnent le mouvement au globe, peuvent
également caufer tous les dégrés de cette
maladie, foit par une mauvaife conformation ou par quelque maladie, comme

par exemple, une paralifie par laquelle l'é-
quilibre des mufcles peut être détruit. Je
vais tâcher à préfent de démontrer que ce
vice ne peut avoir d'autre caufe que le
changement de la fituation naturelle de
l'axe de l'œil à l'égard de l'objet, foit par la
mauvaife habitude dont je viens de parler, foit par un vice dans quelques-uns
des mufcles. Quand nous admetterions
que la loucherie peut provenir de cette
obliquité & trop grande convexité de la
cornée, ou du changement de fituation
du criftallin ou de la retine, il refteroit
encore à convenir de la poffibilité de ces
changemens, qui ne s'accordent en aucune façon, avec les experiences & obfer-
vations. Pour moi nonobftant la grande
quantité de ces maux que j'ai traité depuis plufieurs années, je n'ay jamais trouvé aucuns de ces changemens, & s'il étoit
poffible d'en trouver il feroit très-difficile
de concevoir comment ils pourroient arriver fans des confequences beaucoup
plus dangereufes par raport à la vûë, que
la loucherie même, car le criftallin ne
pourroit changer de fituation fans détruire l'ufage du ligament ciliaire qui feroit
obligé de s'allonger d'un côté & de fe re-

tirer de l'autre pour s'accommoder à un pareil changement du criſtallin, ce dont j'ai démontré l'abſurdité dans mon traité ſur les maladies de l'humeur criſtalline. On a d'autant moins de raiſons de croire ces changemens, qu'ils ne ſont néceſſai-res pour aucune eſpece de loucherie qui ne conſiſtent que dans le changement de l'axe de l'œil par rapport à l'objet.

223. La cauſe de la double vi-ſion.

Je vais parler de la viſion double qui me conduit à expliquer ce que c'eſt que le ſtrabiſme. Plan. 5. fig. 2. Suppoſés qu'on approche un objet comme le doigt en I par dégrés vers le nez d'un homme qui a la vûë parfaite, pour pouvoir voir cet ob-jet il tourne les axes optiques de ſes yeux vers cet objet, & comme l'angle B I C devient plus grand, il ſent à propor-tion des dégrés de douleur & il paroît louche à ceux qui le regardent : mais ce n'eſt pas loucher véritablement, parce que les yeux de ceux qui louchent, paroiſſent les mêmes, ſoit qu'ils regardent les objets éloignés, ſoit qu'ils regardent ceux qui ſont proches, & la vérité eſt qu'ils ne re-gardent les objets qu'avec un œil à la fois, au lieu que dans ce cas-ci la per-ſonne voit l'objet avec les deux yeux,

224. L'apparen-ce d'un homme qui louche.

& la peine qu'elle sent est parce qu'elle
tâche d'allonger les axes de ses yeux afin
de leur donner une figure convenable
pour voir à une distance très-petite un
objet qu'un myops verroit sans peine.
Mais le vrai louche est celui qui tourne
l'axe de son œil sur un objet avec intention de le regarder, pendant que
l'axe de l'autre œil est tourné d'un autre
côté. Si pendant que les deux yeux regardent un objet en I, l'on comprime
un de ces yeux, par exemple l'œil C
dans le coin G, on changera la situation
de l'axe optique de G I jusqu'en x X,
& par conséquent on verra double ; la
raison est qu'approchant ainsi le point
G en x une nouvelle partie du fond du
globe de l'œil répondra au point G, laquelle n'ayant aucune communication
avec le point F dans l'autre œil, recevra une impression des rayons partant
d'I qui ne communiquera pas avec celle
de l'autre œil, comme nous l'avons expliqué ci-devant : ces changemens arrivent par l'action des muscles du globe
de l'œil, c'est ce que l'on entend par le
vrai louche ; mais la difficulté est de sçavoir pourquoi les personnes qui louchent

N iij

225. Ce que c'est que le vrai louche.

ne voyent pas les objets doubles comme
quand on change par compreſſion ſur le
globe de l'œil la ſituation de ſon axe ,
puiſque le fait eſt le même par rapport
au changement des parties internes du
globe de l'œil ; à quoi on peut répondre
qu'il ſemble que puiſque ceux qui louchent voyent mieux d'un œil que de
l'autre , ou s'ils voyent également bien
de tous les deux , il eſt certain qu'ils ſe
ſervent plus d'un œil que de l'autre , &
que pour regarder un objet ils tournent
cet œil quand ils le veulent voir avec
diſtinction ; ainſi quoique les objets
ſoient peints ſur l'autre œil , il eſt certain
que les impreſſions que font les rayons
qui partent du même objet ſont ſi foibles qu'ils n'embaraſſent pas la perfection de la viſion de l'autre œil. Cette obſervation a rapport à ce que nous remar-
quons dans pluſieurs autres cas qui regardent les actions qui ſe font ſur les
nerfs , je veux dire que les fortes impreſſions nous rendent inſenſibles à celles
qui font plus foibles ; que cependant nous
ſentirions fort bien ſi la plus forte n'a-
voit pas agi en même tems. Un homme
qui par une chûte s'étoit bleſſé les muſ-

cles d'un de ses yeux de façon qu'il y en
avoit quelques-uns qui n'agissoient pas
avec assez de force contre leur antago-
niste pour diriger l'axe optique de cet
œil dans la même situation où étoit dirigé l'axe de l'autre ; cet accident lui faisoit voir tous les objets doubles avec
quelque peine dans les commencemens,
parce que l'organe immédiat de la vûë de
cet œil n'ayant pas été endommagé par
le coup , il voyoit également bien avec les
deux yeux ; ainsi quand il montoit ou
descendoit d'un escalier, il étoit forcé
de fermer l'un de ses yeux (n'importe
lequel) & alors il voyoit fort bien son
chemin , sans cela il étoit toûjours prêt
à tomber, même sur une surface fort égale par rapport à cette double apparence ; mais quelque tems après , sans aucun
changement de la situation de l'axe de
son œil malade , il voyoit de mieux en
mieux les objets, & à la fin il les voyoit
avec la même perfection & sans plus de
contrainte que les autres louches , la raison est qu'il faisoit plus d'usage de son
œil sain que de celui qui avoit reçû le
coup, & tournoit toûjours par conséquent
l'axe de son œil sain vers les objets qu'il

avoit envie de voir, & comme dans ce cas-
ci les impreſſions des objets dans l'œil malade devenoient moins diſtinctes à meſure que ſon axe étoit plus éloigné des objets en y faiſant de jour en jour moins d'attention, la viſion de l'œil ſain devenoit
peu à peu moins embarraſſée juſqu'à ce
que l'autre eut ceſſé d'empêcher la perfection de ſa viſion. A l'égard d'un
homme ivre, la raiſon pourquoi il voit
les objets doubles, vient de l'action irréguliere des muſcles du globe de l'œil
occaſionnée par le changement que la
liqueur ſpiritueuſe a produit dans ſon
ſang, & ce mouvement irrégulier ou
tremblement de ſes muſcles empêche de fixer les axes optiques vers un
point de l'objet, mais s'il ferme un œil,
il ne voit qu'un objet.

A l'égard de ceux qui regardent à
travers un téleſcope, ils ne ſe ſervent
ordinairement que d'un œil & ferment
l'autre, mais il y en a qui tiennent tous
les deux yeux ouverts, & qui voyent
auſſi-bien à travers le téleſcope que ceux
qui en ferment un, nonobſtant la quantité des objets qui ſe peignent dans l'œil
qui ne regarde pas à travers le téleſcope,

la raiſon eſt que l'œil avec lequel on regarde à travers le téleſcope & l'autre
ont tous les deux leur axe dirigé vers
l'objet que l'on regarde à travers le téleſcope; ainſi les objets externes n'af-
fectent que foiblement l'œil qui eſt
hors le téleſcope, parce qu'ils ſont
ſeulement vûs ſans être regardés; une
autre raiſon de cette foible impreſſion, eſt que l'œil qui regarde dans le
téleſcope ne conſidere pas l'objet à la
diſtance qu'il eſt, comme on le voit ordinairement; mais ſe l'imaginant plus
près de l'œil, cet œil change ſa figure de la maniere qui convient pour
voir les objets de près, pendant que l'autre œil change involontairement ſa figure de la même maniere, & comme il
n'y a point d'autre objet ſi prés de l'autre
œil que celui que l'on voit au travers
du téleſcope, tous les objets dont les
rayons tombent ſur cet œil-là ſont
trop éloignés pour pouvoir faire une
forte impreſſion ſur l'organe de la vûë
d'un œil qui eſt figuré de façon à voir
les objets de près; un exemple de cela
eſt que quand on lit, on n'eſt pas affecté par les objets qui paſſent à quelque

126. On
peut voir à
travers un
téleſcope
ſans fermer
un œil, &
on peut
s'accoûtu-
mer à voir
auſſi-bien
que ceux
qui en fer-
ment un.

diſtance. Tout ce que l'on vient de dire
eſt ſi vrai qu'on peut par dégrés s'accoûtumer à voir à travers un téleſcope avec
les deux yeux ouverts commençant à les
voir pendant la nuit , & après par dégrés
juſqu'en plein jour , nonobſtant la quantité des objets qui ſe trouvent devant
l'œil qui n'eſt pas appliqué au téleſcope.

CHAPITRE XXV.

Les mouvemens de l'Iris servent à changer le diamétre de la prunelle.

ON entend par la prunelle le trou qui se trouve dans l'iris & l'uvée, dont les fibres par leurs mouvemens successifs changent le diamétre de la prunelle. L'on a déja dit en son lieu que l'usage de ces changemens du diamétre de la prunelle étoit de laisser passer une quantité déterminée de rayons à l'organe immediat de la vûë, c'est-à-dire, que quand son diamétre est diminué par une action de ces fibres dans le grand jour c'est pour empêcher qu'il n'entre trop de rayons dans l'œil, & que quand il est augmenté par une autre action de ces fibres dans l'obscurité, c'est pour en laisser passer autant qu'il se peut sur l'organe immediat de la vûë. Le diamétre de la prunelle est aussi augmenté quand nous regardons les objets éloignés pour re-

227. Ce que c'est que la Prunelle.

228. Pourquoi le diamétre

cevoir le plus qu'il eft poffible des rayons qui partent de ces objets , mais fi l'on approche un objet près de l'œil, le diamétre de la prunelle diminuë , parce que le nombre des rayons qui partent des mêmes points de l'objet , & qui tombent fur l'œil, eft plus grand à proportion que l'objet s'approche de l'œil , & encore plus à proportion que l'angle qui fe forme entre l'objet & l'œil augmente par la diminution de la diftance. Ce mouvement de la prunelle eft ordinairement volontaire, & une perfonne peut le donner à une autre en la tournant, en l'obligeant à diriger l'axe de fon œil vers le grand jour , ou au contraire en l'obligeant à le diriger vers l'obfcurité , & auffi en éloignant ou approchant l'objet de l'œil dans le dégré ordinaire de la lumiere. On peut auffi occafionner le même changement dans le diamétre de la prunelle des brutes comme un chien & un chat. Je connois des perfonnes qui ont coûtume de faire ces mouvemens volontairement , par exemple , ils diminuent le diamétre de leur prunelle , en imaginant un objet dans l'air fort proche de l'œil, qui les oblige à changer la figure du globe do l'œil, comme si elles vouloient regarder cet objet, de même elles dilatent leur prunelle en imaginant un objet très-éloigné, qu'elles veulent regarder, & il est tellement en leur pouvoir d'augmenter ou diminuer le diamétre de leur prunelle, que dans le grand jour, ou lorsqu'on leur tient une chandelle environ à 3. ou 4. pouces de l'œil, elles peuvent, quoiqu'avec peine, augmenter le diamétre de leur prunelle, mais quand elles cessent de faire cet effort, les fibres de l'uvée destinées à faire ces changemens, agissent de telle façon que la prunelle est rétablie dans son diamétre ordinaire dans les differens dégrés de lumiere.

213. Il y en a qui peuvent dilater ou rétrecir leur Prunelle volontairement.

Il y en a qui voyent les objets à différentes distances, quoique leur prunelle ne change point de diamétre, cela fait voir que ces changemens nous sont utiles quand nous voulons regarder des objets de différentes distances, mais qu'ils ne sont pas absolument nécessaires, parce que la vraye cause pourquoi nous voyons les objets de différentes distances, est le changement du globe de l'œil occasionné par le mouvement de ses muscles, comme il a été remarqué, ce

214. Il y en a qui voyent à différentes distances avec une Prunelle immobile.

qui va être confirmé par la connoissance que l'on a des différentes distances. Ceux qui ont les deux yeux sains, jugent des distances qui sont dans les limites de la vision par la grandeur de l'angle que les axes optiques font avec l'objet : mais une personne qui n'a qu'un œil, au lieu de la distance des deux yeux n'a point d'autre mesure pour juger de la distance que le diamétre de sa prunelle, & nonobstant cela, il y a plusieurs personnes borgnes, qui jugent assez bien des distances, quoique moins bien que celles qui ont leurs deux yeux. Après qu'une personne a perdu la vûë d'un œil, elle ne sçauroit du tout pendant quelque tems juger des distances, mais de jour en jour elle en juge de mieux en mieux, ce qui prouve que, quoique les deux yeux soient utiles pour juger des distances, ils n'y sont pas absolument nécessaires.

231.
Des personnes qui voyent trés-bien, quoique leurs Prunelles soient trés-petites.

Il y en a qui ont la prunelle très-petite, dont le diamétre ne change jamais, & qui nonobstant cela voyent très-bien.

Il y a des personnes qui perdent la vûë après une inflammation violente & mal-traitée, parce qu'elle est suivie d'une solu-

tion de continuité de certains vaiſſeaux
ſanguins, qui ſe trouvent dans la ſubſtance de l'uvée autour de la prunelle interne , & que cette ſolution de continuité
dérange tellement la figure & la ſituation de ces vaiſſeaux qu'ils ſe mêlent les
uns avec les autres de chaque côté de la
prunelle , & la cicatrice qui ſurvient à la
ſuite , laiſſant une union irréguliére, par
rapport à la direction des fibres de l'iris
qui fermoient la prunelle , la bouche de
telle façon, que la lumiere n'y peut pas entrer ; pour ce cas , j'ai inventé une operation , qui conſiſte à faire une ouverture à l'iris ou l'uvée , quelquefois
dans l'endroit même où étoit la prunelle , après être convaincu par les ſymptômes précédens qu'il y a un épaiſſiſſement
dans le criſtallin , & après que je l'ai abattu , ou bien , lorſque par les ſymptômes
précédens je ſuis convaincu que le criſtallin eſt tranſparent , je la fais toûjours
laterallement vers la tempe ; non-ſeulement j'ai fait ces operations avec un
ſuccés ſi heureux que nonobſtant qu'il
faille que la prunelle artificielle (c'eſt-à-
dire, le trou que j'ai fait dans l'iris ou
l'uvée) ſoit immobile , néanmoins les

malades ont vû à des diſtances différentes , & même ſe ſont trouvés en état de
lire.

A l'égard de ceux où la prunelle perd
par dégrés les changemens de ſon diamétre , il me ſuffit de dire ici (en ayant
déja parlé dans les ouvrages que j'ai
publiés , & notament dans ce livre-ci au
chapitre 19.) que ces ſortes de changemens ſont toûjours accompagnés d'un
vice dans l'organe immédiat de la vûë ,
& quand ces changemens de la prunelle
ceſſent tout-à-fait, l'organe immédiat de
la vûë n'eſt plus ſenſible aux impreſſions
des objets , & c'eſt à ces ſortes de cas ſeuls
que j'ai rémedié par ma nouvelle operation pour la goute ſerene , dont je
pourrai donner les particularités plus
bas vers la fin de cet ouvrage. Ces changemens de la perfection de l'organe immédiat de la vûë , qui accompagnent
exactement les changemens du diamétre de la prunelle , ajoûtés au ſuccés
dont a été ſuivie cette operation, qui
conſiſte en partie à rétablir la ſenſation des nerfs qui occaſionnent ces changemens , paroiſſent ſuffiſans pour nous
faire croire, ſi on conſidére d'où viennent

nent ces mêmes nerfs, que la choroïde & non pas la retine, est l'organe immédiat de la vûë.

Je vais dans le chapitre suivant examiner du mieux qu'il me sera possible cette question, qui jusqu'ici me paroît indéterminée, & sur laquelle tant d'Auteurs se sont tû; mais comme il y a beaucoup de choses à dire pour & contre, j'ai crû qu'il n'étoit pas mal-à-propos de rédiger cet examen en questions, laissant le tout à la décision de mes Lecteurs.

CHAPITRE XXVI.

Cent questions qui tendent à décider, si c'est la retine ou la choroïde qui est l'organe immediat de la vûë, avec des observations sur le siege & la nature des differentes especes de gouttes serenes.

PAr l'organe immediat de la vûë j'entends cette partie du fond du globe de l'œil, qui par l'action des rayons de la lumiere reçoit les impressions des objets externes & visibles.

O

Il s'agit de sçavoir, si c'est la *choroïde*
qui reçoit ces impreſſions, & qui par le
moyen de ſes fibres nerveuſes, frappées
par le mouvement de la lumiere, reçoit
les objets qui y ſont tracés, & en communique les idées au cerveau & à l'a-
me.

Ou bien, ſi c'est la *retine*, qui reçoit
ces impreſſions, par le moyen de la lumiere qui frappe ſes fibres nerveuſes,
& qui renvoye les objets qui y ſont tracés de la même maniere, pour en communiquer les idées au cerveau & à l'a-
me.

QUESTION I.

Puiſqu'on a remarqué, que le diametre
de la prunelle ſe diminuë quand l'organe
immediat de la vuë *d'un œil ſain* est frappé d'une plus grande lumiere qu'il ne l'est
ordinairement : Et qu'au contraire il
s'augmente quand ce même organe immediat de la vuë est frappé d'une
moindre lumiere, qu'il ne l'est ordinairement. On demande s'il ne doit pas s'enſuivre de-là, que l'*uvée* reçoit ſes nerfs de
ceux de l'organe immédiat de la vuë ?

QUESTION II.

Puisque l'organe immédiat de la vûë est sujet à des *maladies*, dans lesquelles il paroît manifestement un dérangement dans l'operation des nerfs, qui changent le diametre de la prunelle; & puisqu'en examinant ces mouvemens, lorsqu'il n'est frappé que d'une lumiere ordinaire, nous sommes en état de nous instruire avec beaucoup d'exactitude du degré d'imperfection, dudit organe immédiat de la vûë; ne doit-on pas pareillement en conclure, que l'*uvée* reçoit ses nerfs de ceux de cet organe.

QUESTION III.

Puisqu'on trouve que dans l'état extrême de ces sortes de maladies, c'est-à-dire, lorsque l'organe immédiat de la vûë n'est plus sensible aux impressions de la lumiere, lorsque la prunelle reste immobile, & que son diametre est plus ou moins grand qu'il n'étoit, que lorsque l'œil étoit sain & qu'il étoit exposé aux impressions ordinaires de la lumiere.

N'en doit-on pas raisonnablement conclure, que l'*uvée* reçoit ses nerfs de ceux
de l'organe immédiat de la vûë?

QUESTION IV.

Si nous croyons que ces changemens,
qui se remarquent dans le diametre de
la prunelle, soit naturellement ou contre
nature, & qui suivent l'action de la lumiere, selon qu'elle frappe l'organe immédiat de la vûë dans un œil sain, ou durant le progrès que font quelques-unes de
ces maladies sur ce même œil ; & encore,
que la contraction ou la dilatation d'une
prunelle devenuë immobile par cet état
extrême de la perte totale de la vûë, ne
peut arriver sans une communication
immédiate entre les nerfs de l'uvée & ceux
de l'organe immédiat de la vûë, si dis-je,
nous croyons tout ceci. N'est-il pas pareillement raisonnable de croire, que
c'est la choroïde qui est cet organe, puisque l'*uvée*, comme je l'ai remarqué ailleurs, a très-peu ou point de nerfs, qui
ne soient à proprement parler, la continuation de ceux de la *choroïde* ?

QUESTION V.

Puisqu'au contraire on a remarqué qu'il y a une maladie dans l'organe immédiat de la vûë, qui n'attaque qu'un œil, & qui le rend entierement insensible à la lumiere ; & qu'en fermant la paupiere de l'œil sain, le diametre de la prunelle de l'œil malade devient deux fois plus grand qu'il n'étoit, & reste immobile, jusqu'à ce que l'on permette à l'œil sain de recevoir la lumiere, & que pour lors la prunelle de l'œil malade reprend son diamétre ordinaire, & outre cela que les changemens du diamétre de la prunelle se font avec une vitesse un peu plus grande, que l'on n'en remarque dans la prunelle d'un œil sain dans un pareil dégré de lumiere. N'est-il pas aussi raisonnable de conclure que l'uvée ne reçoit pas ses nerfs de ceux de l'organe immédiat de la vûë, & par conséquent que la retine peut être cet organe ?

QUESTION VI.

Puisque l'organe immédiat de la vûë,

eſt encore ſujet à une autre maladie , qui
n'attaque auſſi qu'un œil , & qui le rend
pareillement inſenſible à la lumiere ; &
qu'en fermant la paupiere de l'œil ſain ,
le malade peut à ſa volonté augmenter
ou diminuer le diametre de la prunelle ,
jusques à un tiers de plus ou de moins ,
que dans ſon état naturel. N'eſt il pas
pareillement raiſonnable de croire que
l'uvée ne reçoit pas ſes nerfs de ceux de
l'organe immediat de la vûë, & par conſéquent que la retine peut être cet organe ?

QUESTION VII.

Puiſqu'on trouve que l'organe immédiat de la vûë eſt ſujet à bien d'autres
maladies , qui attaquent également les
deux yeux, & qui ôtent au malade tout
ſentiment de lumiere , & qu'en fermant
les paupieres & les frotant dans la maniere ordinaire , pour examiner le mouvement de la prunelle , on trouve qu'elle conſerve le même mouvement qu'elle a dans un œil ſain. N'eſt - il pas
pareillement raiſonnable de conclure que
l'uvée ne reçoit pas ſes nerfs de l'organe
immediat de la vûë, & par conſéquent

que la retine peut être cet organe?

QUESTION VIII.

Et puisqu'on peut à sa volonté dilater
la prunelle d'un œil sain, dans une lumiere ordinaire : n'est-il pas raisonnable
d'en conclure, que l'action de la lumiere
sur l'organe immediat de la vûë, n'est pas
nécessaire au mouvement de la prunelle?

QUESTION IX.

Si nous disons que l'action de la lumiere sur l'organe immediat de la vûë,
n'est pas nécessaire au mouvement de la
prunelle, quand cet organe est dans son
état naturel; n'est-il pas pareillement
raisonnable de dire que l'action de la lumiere sur l'organe immediat de la vûë,
n'est pas plus nécessaire au mouvement
de la prunelle dans les cas où il se trouve des imperfections de cet organe?

QUESTION X.

Si nous avons lieu de croire que
l'action de la lumiere sur l'organe immediat de la vûë dans ses deux états de santé ou de maladie, n'est pas nécessaire au

mouvement de la prunelle, ne pouvons-nous pas aussi conclure, que la retine pourroit être l'organe immediat de la vûë, quoique tout au moins presque tous les nerfs de l'uvée soient une continuation de ceux de la choroïde ?

QUESTION XI.

Si nous croyons que l'organe immediat de la vûë n'est pas nécessaire au mouvement de la prunelle, quand cet organe est dans son état naturel, comment pouvons-nous concevoir cette contraction involontaire de la prunelle, qui suit subitement l'action de la lumiere sur l'organe immediat de la vûë dans chaque degré de la lumiere, qui excede son degré ordinaire ?

QUESTION XII.

Si nous croyons que l'action de la lumiere sur l'organe immédiat de la vûë, n'est pas nécessaire au mouvement de la prunelle, quand cet organe est dans son état naturel , comment aurons-nous une juste idée de cette dilatation de la prunelle, qui se fait involontairement ; & qui suit si subitement l'action de la

lumiere fur ce même organe immédiat
de la vûë, dans chaque dégré inferieur
à la lumiere ordinaire?

QUESTION XIII.

Si on nous accorde que l'action de
la lumiere ordinaire fur l'organe immédiat de la vûë, n'eft pas néceffaire au
mouvement de la prunelle, quand l'œil
eft fain, comment pouvons-nous concevoir la raifon pourquoi, nous ne fom-
mes pas les maîtres d'augmenter le diamétre de la prunelle, quand l'organe immédiat de la vûë eft expofé à une lumiere plus forte que d'ordinaire?

QUESTION XIV.

Et s'il eft vrai que l'action de la lumiere ordinaire fur l'organe immédiat de la
vûë, n'eft pas néceffaire au mouvement
de la prunelle, quand l'œil eft fain ; comment concevrons-nous la raifon pourquoi nous n'avons pas le pouvoir de diminuer le diamétre de la prunelle, quand
une moindre lumiere que l'ordinaire
frappe l'organe immédiat de la vûë.

QUESTION XV.

On demande encore, s'il n'est pas raisonnable de croire, que cette *contraction
involontaire* de la prunelle, qui dans un
œil sain suit exactment l'action de la
lumiere sur l'organe immédiat de la vûë,
dans tous les dégrés qui excedent le dégré ordinaire, est causée par quelque
changement dans les parties de l'uvée,
en conséquence de l'action de la lumiere?

QUESTION XVI.

On demande aussi, s'il n'est pas raisonnable de croire que cette *dilatation involontaire* de la prunelle dans un œil sain
qui suit si promptement l'action de la
lumiere sur l'organe immédiat de la vûë,
dans chacun des dégrés au-dessous de
son dégré ordinaire, est causée par quelque changement dans les parties de l'u-
vée, en conséquence de l'action de la
lumiere?

QUESTION XVII.

N'est-il pas raisonnable de croire, puisqu'il ne dépend pas de nous de *dilater* notre prunelle quand l'organe immédiat de la vûë est exposé à une lumiere plus grande qu'à l'ordinaire, que les changemens du diamétre de la prunelle d'un œil sain sont causés par quelque changement dans les parties de l'uvée, en conséquence de l'action de la lumiere.

QUESTION XVIII.

N'est-il pas raisonnable de croire, puisqu'il ne dépend pas de notre volonté de *contracter* notre prunelle quand l'organe immédiat de la vûë est exposé à une moindre lumiere que l'ordinaire, que les changemens du diamétre de la prunelle d'un œil sain sont causés par quelque changement dans les parties de l'uvée, en conséquence de l'action de cette lumiere.

QUESTION XIX.

N'eſt-il pas raiſonnable auſſi de dire, par rapport aux différens dégrés d'imperfection des nerfs qui changent le diamétre de la prunelle, & qui accompagnent pluſieurs maladies de l'organe immédiat de la vûe dans tous leurs progrés, que les changemens du diamétre de la prunelle d'un œil ſain ſont cauſés par quelqu'alteration dans les parties de l'uvée, en conſéquence de l'action de la lumiere?

QUESTION XX.

N'eſt-il pas raiſonnable de croire, par rapport à l'immobilité de la prunelle, qui accompagne l'état extrême de ces ſortes de maladies, c'eſt-à-dire, quand l'organe immédiat de la vûe n'eſt pas ſenſible aux impreſſions de la lumiere, que le changement du diamétre de la prunelle d'un œil ſain eſt cauſé par quelqu'alteration dans les parties de l'uvée, en conſéquence de l'action de la lumiere ſur l'organe immédiat de la vûë?

QUESTION XXI.

Eû égard à cette senfation douloureufe qui fuit fi promptement l'action de
la lumiere fur l'organe immédiat de la
vûe , dans de certaines efpéces d'ophtalmies , dans le dégré ordinaire de lumiere & à proportion felon qu'elle l'excede
plus ou moins, n'eft-il pas raifonnable de
croire que le changement du diamétre
de la prunelle d'un œil fain , eft caufé
par quelqu'alteration dans les parties de
l'uvée, en conféquence de l'action de
la lumiere fur l'organe immédiat de
la vûe ?

QUESTION XXII.

Puifque cette douleur ceffe d'abord
qu'on intercepte la lumiere , n'eft-il pas
raifonnable de croire que le changement
du diamétre de la prunelle d'un œil
fain eft caufé par quelqu'alteration dans
les parties de l'uvée , en conféquence
de l'action de la lumiere fur l'organe immédiat de la vûe?

QUESTION XXIII.

Et n'eft-il pas raifonnable de croire,

puifque la douleur dans les différens dégrés d'ophtalmie eft plus ou moins grande felon les différens dégrés de lumiere,
qui excedent la lumiere ordinaire, que
le changement du diamétre d'un œil fain
eft caufé par quelque alteration dans les
parties de l'uvée, en conféquence de l'action de la lumiere fur l'organe immédiat
de la vûë ?

Q U E S T I O N XXIV.

S'il eft vrai que l'action de la lumiere fur l'organe immédiat de la vûe,
n'eft pas néceffaire au changement du
diamétre de la prunelle d'uns un œil fain,
comment concevrons-nous les différens
dégrés de changement du diamétre de
la prunelle, qui accompagne de certaines
ophtalmies.

Q U E S T I O N X X V.

Si nous croyons que l'action de la
lumiere fur l'organe immédiat de la vûe,
n'eft pas néceffaire au changement du
diamétre de la prunelle dans un œil fain,
pourquoi arrive-t-il qu'après certaines
inflammations, qui ôtent tout-à-fait à
l'organe immédiat de la vûe le fentiment

de la lumiere , que la prunelle reste immobile , & que son diamétre devient moindre , qu'il n'étoit dans le même œil lorsqu'il étoit sain.

QUESTION XXVI.

Si l'action de la lumiere sur l'organe immédiat de la vûe, n'est pas nécessaire au changement du diamétre de la prunelle dans un œil bien sain;comment concevrat-on qu'après certaines inflammations causées par quelque coup violent qui afflige tout le globe de l'œil, (comme il arrive souvent dans les jeux de paûme ,) comment, dis-je , concevra-t on , qu'après que l'œil est tout-à fait privé de lumiere, la prunelle reste immobile , & que son diamétre se trouve plus grand qu'il n'étoit avant cet accident ?

QUESTION XXVII.

Si on nous accorde que l'action de la lumiere n'est pas nécessaire au changement du diamétre de la prunelle , n'est-il pas raisonnable de dire que la rétine ne peut pas être l'organe immédiat de la vûe , puisque les nerfs de l'uvée sont continués de ceux de la choroïde.

QUESTION XXVIII.

Mais ne peut-on pas raisonnablement ſuppoſer que les mouvemens de la prunelle pourroient ſe faire dans un œil ſain, quand même il n'y auroit pas de communication entre les nerfs de l'uvée & ceux de l'organe immédiat de la vûe, en attribuant la cauſe au ſentiment que la lumiere occaſionne ſur cet organe ?

QUESTION XXIX.

Si nous avons lieu de croire que les mouvemens de la prunelle pourroient ſe faire dans un œil ſain, ſans poſer cette communication entre les nerfs de l'uvée & ceux de l'organe immédiat de la vûe, & qu'on puiſſe en attribuer la cauſe au ſentiment que cauſe la lumiere ſur cet organe ; on demande, ſi ces mêmes changemens ne peuvent pas pareillement arriver, dans le tems que l'organe immédiat de la vûe eſt attaqué de quelque maladie ?

QUESTION XXX.

Si nous croyons que ce ſoit le ſentiment

ment que cause la lumiere sur l'organe
immédiat de la vûe, qui fasse ces changemens dans la prunelle tant dans son état
de santé que dans la maladie, ne doit-
on pas conclure que la rétine peut être
cet organe, nonobstant que l'uvée reçoive ses nerfs de ceux de la choroïde?

QUESTION XXXI.

En faisant attention à cette sensation
douloureuse, qui suit si promptement
l'action de la lumiere sur l'organe immédiat de la vûë d'un œil sain, lorsqu'il
passe d'un endroit ténébreux, à un dégré ordinaire de lumiere, ne devons-
nous pas croire que ces changemens dans
la prunelle pourroient se faire dans un œil
sain, quand même il n'y auroit aucune
communication entre les nerfs de l'uvée
& ceux de l'organe immédiat de la vûë,
parce que la même sensation se fait remarquer dans l'action de la lumiere sur
cet organe, lorsqu'on sort d'un endroit ténébreux & qu'on se trouve exposé à un dégré ordinaire de lumiere,
& à proportion dans les dégrés de lumiere plus ou moins grands, lorsqu'elle
passe sur l'organe immédiat de la vûë,

P

par une ouverture artificielle , faite dans l'Iris & dans l'uvée , où on doit supposer que les nerfs nécessaires aux mouvemens de la prunelle sont privés de sentiment, ce dont j'ai fait mention au chapitre XXV. de ce Traité.

Question XXXII.

Si nous avons lieu de croire que les mouvemens de la prunelle pourroient se faire dans un œil sain , quand même il n'y auroit aucune communication entre les nerfs de l'uvée & ceux de l'organe immédiat de la vûë , par les raisons rapportées dans l'article précedent , n'at-on pas pareillement sujet de croire que cette sensation qui suit si promptement l'action de la lumiere sur l'organe immédiat de la vûë dans certaines ophtalmies, peut aussi arriver sans cette communication ?

Question XXXIII.

S'il est juste de croire, que ce sentiment douloureux dont je viens de parler dans les deux précedentes questions , est causé par l'action de la lumiere sur l'organe immédiat de la vûë : Supposé même qu'il n'y ait aucune communication entre les nerfs de l'uvée & ceux de cette organe ; n'est-il pas également juste de croire, que ce sentiment douloureux qui suit l'action de la lumiere peut pareillement arriver dans l'uvée d'un œil sain ?

QUESTION XXXIV.

Si on nous accorde tout ceci, ne doit-on pas renoncer à la difficulté qu'on fait contre la choroïde en faveur de la retine ; sçavoir, que les differens dégrés du changement qui se fait dans le diametre de la prunelle, à l'occasion de tous les differens dégrés de lumiere dans un œil sain, pourroient arriver, quand même il n'y auroit point de communication entre les nerfs de l'uvée & ceux de l'organe immédiat de la vûë ?

QUESTION XXXV.

On demande encore, si par les raisons rapportées dans l'article précedent, on ne doit pas également renoncer à cette difficulté, dans le cas où l'organe immédiat de la vûë est attaqué de certaines maladies ?

P ij

QUESTION XXXVI.

Si nous avons lieu de croire que tous ces changemens dans le diametre de la prunelle, peuvent arriver dans l'œil sain, comme dans l'œil malade, quand même il n'y auroit point de communication entre les nerfs de l'uvée & ceux de l'organe immédiat de la vûë; ne devons-nous pas croire que l'uvée ne reçoit pas ses nerfs de cet organe, & par consequent, que la rétine peut être cet organe immédiat de la vûë?

QUESTION XXXVII.

Si on nous accorde tout ceci, ne doit-on pas renoncer à une autre difficulté qu'on fait contre la choroïde, en faveur de la rétine; sçavoir, que non-seulement le diametre de la prunelle est changé dans le progrès de certaines maladies de l'organe immédiat de la vûë; mais aussi que cette même prunelle reste sans mouvement dans l'état extrême de ces maladies?

QUESTION XXXVIII.

N'avons-nous pas lieu de croire que les changemens du diametre de la prunelle accompagnent le progrès de ces maladies , & font caufés par quelque augmentation du diametre des arteres qui fe trouvent aux environs du nerf optique ; ceci eft fondé fur ce que j'ai dit dans mon traité des maladies de l'organe immédiat de la vûë ; fçavoir, que la perte de fentiment dans les nerfs de la rétine ne peut être caufée par une augmentation du diametre des arteres , qui font contiguës au nerf optique , fans détruire à proportion , le fentiment des nerfs , qui font contigus au nerf optique, & qui font continués dans la choroïde & dans l'uvée. La raifon en eft, que toute augmentation du diametre d'une ou de plufieurs des arteres contiguës au nerf optique , doit néceffairement caufer une compreffion égale fur toutes les fibres nerveufes qui fe trouvent entre la furface de ces arteres ainfi dilatées , & la circonference de cette membrane , qui

n'eſt qu'une continuation de la pie mere,
& qui envelope immédiatement le nerf
optique avec toutes les fibres nerveuſes
qui lui ſont contiguës ; d'autant que la
partie de la dure mere , qui renferme
cette membrane , eſt trop forte pour
qu'elle puiſſe ſouffrir aucun changement,
ni dans ſon diametre, ni dans ſa figure,
quelque compreſſion qui puiſſe arriver en conſequence de la dilatation de
ces mêmes arteres ; qu'ainſi dans le premier dégré de cette compreſſion , les
nerfs doivent néceſſairement perdre à
proportion leur ſentiment, juſqu'à leur extrémité dans l'organe immédiat de la vûë
& dans l'uvée, & que plus cette compreſſion eſt forte , plus les nerfs ſont incapa-
bles d'agir ; & lorſque la compreſſion eſt
au dernier point , les nerfs ſe trouvent
privés de tout ſentiment , & par conſequent , l'organe qui en dépend privé de
toutes ſes fonctions : enfin que les nerfs
répandus autour des arteres ne ſont pas
les ſeuls qui ſouffrent de la compreſſion ,
puiſque ceux qui préſident aux mouvemens des arteres mêmes, & qui ſont con-
tenus dans leur ſubſtance, ſont compri-

més avec la même proportion ; d'où s'enfuit un rallentiſſement dans le mouvement de ces arteres. Par-là on conçoit
non-feulement tous les differens changemens qui arrivent à l'organe immédiat
de la vûë, ſoit la rétine , ſoit la choroïde ; mais nous trouvons encore la
cauſe de l'immobilité & des differens
changemens qu'on remarque dans les
mouvemens qui accompagnent le progrès & le dernier état de chaque eſpece
de ces maladies.

Ne doit - on pas de ceci conclure
que l'uvée reçoit ſes nerfs de ceux de
l'organe immédiat de la vûë, & par conſequent que la rétine ne peut pas être
cet organe.

QUESTION XXXIX.

Mais au contraire , n'avons-nous pas
pareillement raiſon de croire que les
maladies de l'organe immédiat de la vûë,
dont j'ai parlé dans la 5. 6. & 7ᵉ. queſtion , où l'œil ne perd jamais le ſentiment de la lumiere , & où la prunelle
conſerve ſes mouvemens , non - ſeulement dans les progrès de ſes maladies,
mais auſſi dans leur état extrême , vien-

nent d'un changement contre nature de quelques unes des parties du cerveau, d'où sortent ces nerfs qui vont au globe de l'œil, ou bien d'un exoßtofe qui se fait dans le trou optique ? Ne doit-on pas de ceci conclure que l'*uvée* ne reçoit pas ses nerfs de ceux de l'organe immédiat de la vûë, & par conséquent, qu'il est très possible que la *rétine* soit cet organe ?

Après ce que je viens de dire on ne doit pas s'étonner que j'aye divisé ces sortes de maux jusqu'à quarante-deux differentes especes, ce que j'entens seulement par les differens simptomes qui les accompagnent, car il seroit difficile & peut-être impossible de faire tomber cette division sur le siége de ces differens maux, non plus que sur les changemens qui y arrivent, parce qu'il y en a beaucoup qui peuvent arriver au cerveau & produire ces effets, sans cependant qu'on les puisse distinguer les uns des autres ; tout ce qui se peut connoître d'essentiel par les simptômes de ces maladies, c'est qu'il y en a plusieurs, comme je l'ay déja dit, qui viennent de quelque changement contre nature arrivé à quelques unes des parties du cerveau d'où sortent les nerfs qui vont au globe de l'œil, d'autres par un exostose dans le trou optique, & d'autres dans les arteres qui se trouvent aux environs du nerf optique, ceci me paroît suffisant pour détruire ce que l'on dit contre la division que je fais de ces sortes de maux, dans un traité que j'ay publié là-dessus, sans parler de sa nécessité pour leur guérison; parce qu'il y en a de facile à guérir & d'autres qui sont incurables, il est aisé de s'en convaincre, en considérant qu'il y en a quelques-unes accompagnées de mouches volantes de differentes especes, d'autres où il n'y en a pas, quelques-unes qui font perdre la vûë tout d'un coup, d'autres qui ne la font perdre que par dégrés en plusieurs années, quelques-unes où la vûë est tout-à-fait éteinte, d'autres où on conserve une sensation de lumiere suffisante quelquefois pour se conduire pendant toute leur vie, quelques-unes, qui dans leur progrés font souffrir beaucoup de douleur, d'autres qui n'en causent aucunes; il y en a quelque-unes aussi où les nerfs de l'uvée perdent leur mouvement, & la

prunelle auſſi par conſequent, juſques
dans le dernier état de la maladie que
la prunelle reſte immobile, dans d'autres
la prunelle ne perd de ſon diametre,
ni dans le progrés ni dans l'état extrême
de la maladie, c'eſt-à-dire, quand l'œil
n'eſt plus ſenſible aux impreſſions des
objets.

Je demande à préſent ſi le même remede eſt propre à tous ces changemens;
ſi on convient que non, la diviſion que
je fais eſt eſſentielle à la guériſon ?

Je dis donc que pour faire connoître
les differens états de ces ſortes de maux
je les diviſe en quarante-deux eſpeces,
comme je l'ai remarqué dans un grand
nombre d'obſervations que j'ai faites depuis plus de dix années, & pour prouver cela plus à fond, je donnerai dans la
ſuite de cet ouvrage une explication
exacte de la nature de chaque maladie
en particulier qui afflige l'organe immédiat de la vûë, avec des obſervations
ſur les differens ſymptômes qui les accompagnent.

QUESTION XL.

On demande encore si les mouches volantes qui accompagnent le progrès de ces maladies, ne prouvent pas aussi que l'uvée reçoit ses nerfs de ceux de l'organe immédiat de la vûë, & par conséquent que la rétine ne peut pas être cet organe.

QUESTION XLI.

Depuis que nous trouvons qu'il y a des especes de maladies dans l'organe immédiat de la vûë où la prunelle conserve tous ses mouvemens quand l'œil a perdu tout sentiment de lumiere, ne devons-nous pas croire que l'uvée reçoit ses nerfs de ceux de l'organe immédiat de la vûë, & par conséquent que la rétine ne peut être cet organe.

QUESTION XLII.

Puisque l'organe immédiat de la vûë devient insensible aux impressions des objets, quand le malade ne voit plus ces mouches volantes, ne doit-on pas aussi conclure que l'uvée reçoit ses nerfs de ceux de l'organe immédiat de la vûë, & par conséquent que la rétine n'est pas cet organe.

QUESTION XLIII.

Si on nous accorde tout ceci, ne doit-on pas renoncer à la difficulté qu'on fait contre la choroïde en faveur de la réti-ne, en difant qu'il y a dans l'organe de la vûë une maladie qui n'afflige qu'un œil & le rend infenfible à la lumiere, qu'en fermant la paupiere de l'œil fain, la prunelle de l'œil malade fe dilate deux fois plus qu'elle ne l'étoit aupa-ravant, & refte immobile dans cet état jufqu'à ce qu'il foit permis à l'œil fain de recevoir la lumiere, & que pour lors la prunelle de l'œil malade reprend fon diametre ordinaire ; que de plus les chan-gemens du diametre de la prunelle fe font avec plus de vitefle que l'on n'en re-marque dans la prunelle de l'œil fain dans un pareil dégré de lumiere.

QUESTION XLIV.

Par la même raifon on doit auffi renon-cer à la même conclufion que l'on tire de ce que l'organe immediat de la vûe eft fujet à une autre maladie, qui n'attaque

auſſi qu'un œil & le rend pareillement
inſenſible à la lumiere ; & qu'en fermant
la paupiere de l'œil ſain, le malade peut
à ſa volonté augmenter ou diminuer le
diamétre de la prunelle, juſqu'à un tiers
de plus ou de moins que dans ſon état
naturel.

Question XLV.

Par la même raiſon, ne doit-on pas encore renoncer à la même concluſion que
l'on tire de ce que l'organe immédiat de la
vûe eſt ſujet à bien d'autres maladies qui
attaquent également les deux yeux, &
qui ôtent au malade tout ſentiment de
lumiere, & qu'en fermant les paupieres,
& en les frottant dans la maniere ordinaire, pour examiner le mouvement de
la prunelle, on trouve qu'elle conſerve
ſon mouvement comme dans un œil ſain
expoſé au dégré ordinaire de lumiere ?

Question XLVI.

Ne doit-on pas pareillement renoncer
à la même concluſion que l'on tire de
cette même queſtion, qui demande, s'il
n'eſt pas raiſonnable de croire que la *reti-*
ne eſt l'organe immédiat de la vûe, puiſqu'on peut dilater ſa prunelle à ſa volonté, dans la lumiere ordinaire, quand l'œil

eſt dans ſon état de ſanté ?

QUESTION XLVII.

Si on croit que les maladies de l'organe immédiat de la vûe, où les nerfs de
l'*uvée* conſervent leur ſentiment naturel,
ſont occaſionnées par quelque changement contre nature aux environs de l'o-
rigine de ſes nerfs dans le cerveau, ne
ſera-t-il pas difficile de décider, ſi c'eſt
la *rétine* ou bien la *choroïde*, qui eſt
l'organe immédiat de la vûe ; parce qu'-
aucun changement contre nature ne peut
arriver aux environs de l'une dans le cerveau, qui ne puiſſe pareillement arriver
à l'origine des nerfs dans l'autre ?

QUESTION XLVIII.

Ne peut-on pas de-là concevoir facilement comment les nerfs de l'*uvée* peuvent perdre leur ſentiment dans le progrés & dans l'état extrême des autres maladies de l'organe immédiat de la vûë ?

QUESTION XLIX.

De tout ceci, ne devons-nous pas
conclure que la *rétine* eſt l'organe immédiat de la vûe ? parce que, ſi nous don-

nons la préférence à la *choroïde*, quoique
l'on puisse concevoir comment les nerfs
de l'*uvée* peuvent perdre leur sentiment
dans le progrès & dernier état de quelques-unes de ces maladies, il sera fort
difficile de concevoir comment ces mêmes nerfs peuvent conserver leur sentiment dans le progrès ou dans l'état extrême des autres.

QUESTION L.

Et par un pareil raisonnement; quoiqu'on puisse facilement concevoir comment un changement contre nature aux
environs des nerfs de la *choroïde* dans le
cerveau, peut être accompagné d'une
privation de sentiment dans ceux de l'*u-
vée*; & encore, quoiqu'on puisse facilement concevoir, comment une dilatation
contre nature des arteres qui se trouvent aux environs du nerf optique, peut
produire les mêmes effets; ne sera-t-il pas
fort difficile de concevoir comment un
changement contre nature dans l'origine des nerfs de la *choroïde* dans le cerveau
peut détruire le sentiment des nerfs de la
choroïde, sans être accompagné d'une
pareille privation dans ceux de l'*uvée* ?

QUESTION LI.

Au lieu que si nous donnons la préférence à la *rétine*, ne pouvons-nous pas facilement concevoir, comment les nerfs de l'*uvée* peuvent perdre leur sentiment par une dilatation contre nature des arteres, qui se trouvent aux environs du nerf optique dans le progrès & le dernier état de quelques-unes de ces maladies? & comment ils peuvent conserver ce même sentiment, quand ces maladies sont occasionnées par un changement contre nature dans l'origine des fibres nerveuses de la *rétine* dans le cerveau?

QUESTION LII.

Mais si on infere de tout ceci, que c'est la *rétine* qui est l'organe immédiat de la vûe, quoique l'*uvée* reçoive ses nerfs de ceux de la *choroide*, ne fera-t'il pas aussi raisonnable de croire que les nerfs de l'*uvée* peuvent perdre leur sentiment, pendant que les fibres nerveuses de la *rétine* le conservent, que de croire que les nerfs de la *rétine* peuvent le perdre, pendant que ceux de l'*uvée* le conservent?

QUES.

QUESTION LIII.

Puisque l'experience nous apprend que les nerfs de *l'uvée* ne perdent jamais leur sentiment dans aucune maladie de l'organe immédiat de la vûe , que cet organe ne soit pareillement privé du sien. N'en doit-on pas conclure , que la *rétine* ne peut être cet organe ?

QUESTION LIV.

Puisque les fibres nerveuses de la *rétine* , (comme je l'ai déja fait voir) ne peuvent perdre leur sentiment par aucun changement contre nature des arteres qui se trouvent aux environs du nerf optique , sans être accompagnées d'une pareille privation de ceux de la *choroïde* & de *l'uvée* , n'est-il pas raisonnable de croire , que ces nerfs qui sont contigus au nerf optique & qui sont continués à la *choroïde* & à *l'uvée* , ne peuvent pas perdre leur sentiment à l'occasion des changemens contre nature de ces arteres , sans être accompagnés d'une pareille privation de sentiment des fibres nerveuses de la *rétine.*

Q

QUESTION LV.

Si nous croyons que les nerfs qui font contigus au nerf optique, & qui font continués à la *choroïde* & à l'*uvée* ne peuvent pas perdre leur fentiment à l'occafion d'un pareil changement dans les arteres, qui fe trouvent contigues au nerf optique fans être accompagnés d'une pareille privation de fentiment des fibres nerveufes de la *rétine*. Ne devons-nous pas conclure que la *rétine* ne peut pas être l'organe immédiat de la vûe ; puifque l'*uvée* ne perd jamais fon fentiment (comme je l'ai déja fait voir) dans aucune des autres maladies, où cet organe eft dans fon état naturel ?

QUESTION LVI.

Ne devons nous pas croire que le fentiment douloureux, qui fuit fi fubitement l'action de la lumiere fur l'organe immédiat de la vûe dans les dégrès ordinaires de lumiere & dans ceux qui l'excedent dans de certaines ophtalmies, eft occafionné par la compreffion que les arteres dilatées de l'uvée font fur les fibres nerveufes ?

QUESTION LVII.

Et puisque ce sentiment douloureux est toujours proportionné aux dégrés de ces ophtalmies, n'est-il pas pareillement raisonnable de croire qu'il est occasionné par cette même compression?

QUESTION LVIII.

Ne devons-nous pas croire que ce ce sentiment douloureux est occasionné par la contrainte dans laquelle ces arteres dilatées mettent les fibres nerveuses de l'*uvée*, destinées au changement du diamétre de la prunelle?

QUESTION LIX.

Et puisqu'en retirant cet œil de la lumiere la douleur cesse, ne doit-on pas croire que cette douleur étoit causée par la contrainte dans la quelle ces arteres dilatées mettoient les fibres nerveuses de l'*uvée*, qui sont destinées à changer le diamétre de la prunelle?

QUESTION LX.

Ne devons-nous pas pareillement conclure de ce que la douleur augmente à proportion des dégrés de lumiere , qu'elle est aussi causée par les différens dé- grés de la même contrainte.

QUESTION LXI.

Si on nous accorde ceci , ne devons- nous pas conclure , que les nerfs de l'*u- vée* ont nécessairement une communi- cation immédiate avec ceux de l'or- gane immédiat de la vûë , & que par conséquent la *rétine* ne peut pas être cet organe.

QUESTION LXII.

Ne doit - on pas après tout ceci , re- noncer à l'objection qu'on fait contre le système de la *choroïde* dans laquelle on demande , si la *contraction* involontaire de la prunelle qui suit l'action d'un cer- tain dégré de lumiere, ne prouve pas que *l'uvée* reçoit ses nerfs de ceux de la *cho- roïde* , & que le changement de la prunel- le peut arriver par le sentiment seul , qui suit l'action de la lumiere sur cet organe, sans établir nécessairement une telle com- munication ?

QUESTION LXIII.

Et par la même raison encore, ne doit-on pas aussi renoncer à ce qu'on allegue contre le sistème de la *choroïde*, quand on demande, si la *dilatation* involontaire de la prunelle, qui suit un autre dégré de lumiere sur l'organe immédiat de la vûë, ne prouve pas, que *l'uvée* reçoive ses nerfs de ceux de la *choroïde* ; & que le changement de la prunelle peut arriver sans autre cause que le seul sentiment qui suit l'action de la lumiere sur cet organe.

QUESTION LXIV.

N'a-t-on pas raison de croire que ces changemens involontaires du diamétre de la prunelle ne pourroient pas arriver par le sentiment seul qu'occasionne l'action de la lumiere sur l'organe immédiat de la vûë, s'il n'y avoit une communication immédiate entre les nerfs de cet organe & ceux de l'uvée ?

QUESTION LXV.

Ceci ne paroîtra-il pas encore plus évident, en faisant attention à ce que j'ai dit

ci-dessus sur le siége, & la nature des maladies de l'organe immédiat de la vûë.

QUESTION LXVI.

Ceci ne doit-il pas faire renoncer à
l'objection qu'on fait contre le systéme
de la *choroïde*, dans laquelle on demande
si cette incapacité de *dilater* la prunelle
d'un œil sain, quand l'organe immédiat de
la vûe est libre de recevoir la lumiere dans
tous les dégrés qui excedent le dégré ordinaire, ne prouve pas que le sentiment qui
suit l'action seule de la lumiere sur l'organe immédiat de la vûë, suffit pour occa-
sionner ce changement du diamétre de la
prunelle, sans la nécessité d'établir une
communication entre les nerfs de cet organe & ceux de l'*uvée* ? Je dis, ne doit-on
pas renoncer à cette objection, en supposant qu'un tel changement ne pourroit
arriver s'il n'y avoit pas cette communication, qu'on prétend subsister entre les
nerfs de cet organe & ceux de l'*uvée* ?

QUESTION LXVII.

Ne doit-on pas pareillement renoncer à une objection qu'on fait contre le
systéme de la *choroïde*, dans laquelle on

demande, si cette incapacité de *contracter*
la prunelle d'un œil sain , quand il est
exposé aux dégrés ordinaires ou inferieurs de lumiere, ne prouve pas que le
sentiment seul qui suit l'action de la lumiere sur l'organe de la vûë est suffisant
pour causer ce changement dans le diamétre de la prunelle, sans la nécessité d'é-
tablir une communication entre les nerfs
de l'organe immédiat de la vûë & ceux
de l'*uvée* ; je dis donc, ne doit-on pas pareillement renoncer à cette objection,
en supposant que ce changement ne
pourroit arriver, s'il n'y avoit pas la communication qu'on prétend entre les nerfs
de cet organe & ceux de l'*uvée* ?

QUESTION LXVIII.

Ne doit-on pas encore abandonner
l'objection qu'on fait contre le systéme de
la *choroïd* dans laquelle on demande, si
le changement qu'on remarque dans le
diamétre & dans les mouvemens de la
prunelle, qui accompagnent certaines
maladies de l'organe immédiat de la vûë,
est causé uniquement par le sentiment qui
suit l'action de la lumiere sur cet organe,
sans la nécessité d'établir cette communication entre les nerfs de cet organe &

ceux de *l'uvée*? Je dis, ne doit-on pas y
renoncer, en suppofant que ces changemens ne pourroient arriver, fi cette communication n'exiftoit pas?

QUESTION LXIX.

Ne doit-on pas encore abandonner
l'objection qu'on fait contre le fiftéme de
la *choroïde*, dans laquelle on demande, fi
l'*immobilité* de la prunelle qui accompagne l'état extrême de certaines maladies, c'eft à-dire, quand l'œil ne reçoit plus
aucune impreffion de la lumiere, ne prouve pas que les mouvemens de la prunelle
dans un œil fain comme dans un œil malade, font caufés uniquement par le fentiment qui fuit l'action de la lumiere fur
l'organe immédiat de la vûë, fans la nécef-
fité d'établir cette communication entre
les nerfs & ceux de l'*uvée* ; je dis : Ne doit-
on pas y renoncer, en fuppofant que ces
changemens ne pourroient arriver fi cette
communication n'exiftoit pas?

QUESTION LXX.

Ne doit-on pas renoncer auffi à une
autre objection qu'on fait contre le fiftéme de la *choroïde*, dans laquelle on demande ; fi le fentiment douloureux, qui
fuit fi exactement l'action de la lumiere,

lorſqu'on paſſe d'un endroit ténébreux dans un endroit éclairé , n'eſt pas cauſé uniquement par l'action de la lumiére ſur l'organe immédiat de la vûë , ſans la néceſſité d'établir une communication entre les nerfs de cet organe & ceux de l'*uvée*; je dis: Ne doit-on pas y renoncer, en ſuppoſant que ce ſentiment douloureux ne pourroit arriver, s'il n'y avoit pas cette communication?

QUESTION LXXI.

Ne doit-on pas encore renoncer à une objection, qu'on fait contre le ſiſtéme de la *choroide*, dans laquelle on demande, s'il n'eſt pas juſte de croire que la ceſſation de la douleur, lorſqu'on empêche la lumiere de tomber ſur l'œil, prouve que le changement du diamétre de la prunelle d'un œil ſain peut provenir de l'action de la lumiere ſur l'organe immédiat de la vûë uniquement, ſans établir la néceſſité de cette communication ; je demande donc ſi on ne doit pas y renoncer, en ſuppoſant que ce ſentiment douloureux ne pourroit arriver, ſi cette communication n'exiſtoit pas?

QUESTION LXXII.

Ne doit-on pas encore renoncer à une

autre objection qu'on fait contre le systéme de la *choroïde*, dans laquelle on demande si ce sentiment douloureux, qui suit
si subitement l'action de la lumiere, lorsqu'on sort d'un endroit ténébreux, dans
le cas où la lumiere passe par un trou ar-
tificiel fait dans l'*iris*, n'est pas causé uniquement par le sentiment qui suit l'action
de la lumiere sur l'organe immédiat de
la vûë, sans la nécessité d'établir une communication entre les nerfs de cet organe
& ceux de l'*uvée* ; je demande encore, si
on ne doit pas y renoncer, en supposant
que ce sentiment douloureux ne pourroit
arriver, s'il n'y avoit pas cette communication ?

Q U E S T I O N LXXIII.

Ne doit-on pas encore renoncer à une
autre objection contre le systême de la
choroïde, dans laquelle on demande, si ce
sentiment douloureux qui suit si subitement le dégré ordinaire de la lumiere,
dans de certaines especes d'ophtalmies,
n'est pas causé uniquement par le sentiment qui suit l'action de cette lumiere sur
l'organe immédiat de la vûe, sans la nécessité d'établir cette communication entre les nerfs de cet organe & ceux de l'*u*-

vée ; je demande encore si on ne doit pas y renoncer, en supposant que ce sentiment douloureux ne pourroit arriver, s'il n'y avoit pas cette communication ?

QUESTION LXXIV.

Ne peut-on pas encore renoncer à une autre objection contre le systéme de la *choroïde*, dans laquelle on demande, si ce sentiment douloureux, qui dans de certaines especes d'ophtalmies est toûjours plus ou moins grand à proportion que la lumiere est plus ou moins forte, n'est pas causé uniquement par l'action de la lumiere sur l'organe immédiat de la vûë, sans la nécessité d'établir cette communication entre les nerfs de cet organe & ceux de l'*uvée* ; je demande donc si on ne doit pas y renoncer, en supposant que ce sentiment douloureux ne peut arriver, si cette communication n'existe ?

QUESTION LXXV.

Ne doit-on pas encore renoncer à une autre objection qu'on fait contre le systéme de la *choroïde*, dans laquelle on demande, s'il n'est pas juste de croire que

la ceſſation de cette douleur , lorſqu'on
empêche la lumiere de tomber ſur l'œil,
ne prouve pas que ſa cauſe eſt uniquement l'action de la lumiere ſur l'organe
immédiat de la vûe , ſans la néceſſité d'é-
tablir cette communication entre les
nerfs de cet organe & ceux de l'*uvée* ; je
demande encore ſi on ne doit pas y renoncer , en ſuppoſant que ce ſentiment
douloureux ne pourroit arriver , ſi cette
communication n'exiſtoit pas ?

QUESTION LXXVI.

Je demande ſi on ne doit pas renoncer
à toutes les objections qu'on fait contre le
ſyſtéme de la *choroïde* , puiſque les ſen-
timens douloureux ſont toûjours plus ou
moins grands à proportion des dégrés de
la lumiere?

QUESTION LXXVII.

Enfin ne doit-on pas renoncer à toutes les objections qu'on fait contre le
ſyſtême de la *choroïde* , & conclure qu'il
faut néceſſairement, que l'*uvée* reçoive ſes
nerfs de l'organe immédiat de la vûë ,
& par conſequent , *que la rétine ne peut
être cet organe* ?

QUESTION LXXVIII.

Pour fortifier cette hypothese, ne doit-on pas renoncer à l'objection qu'on fait contre le systême de la *choroïde*, dans laquelle on suppose que la *choroïde* est une continuation de la *pie-mere*, d'où l'on conclut qu'elle n'est pas propre à recevoir les impressions des objets : mais supposons pour un instant que cela fut vrai, (quoique je croye avoir démontré le contraire ailleurs) Je demande si nonobstant cette objection la *choroïde* ne pourroit pas être cet organe, puisque c'est par les nerfs uniquement que se communiquent les idées des objets, & il sera également probable que les nerfs de la *choroïde* sont aussi propres à recevoir les images des objets, que les fibres nerveuses de la *rétine* ?

QUESTION LXXIX.

Pour fortifier encore cette hypothese, n'est-il pas raisonnable de croire que la couleur noire de la choroïde dans les yeux humains & dans ceux de quelques animaux qui ont la vûë la plus distinéte, prouve encore que la *rétine* ne peut pas être l'organe immédiat de la vûë, puisque cette couleur convient fort à rendre l'impreſſion des objets plus parfaite ſur cet organe ?

QUESTION LXXX.

D'ailleurs on demande ſi les differentes couleurs de la *choroide* dans pluſieurs animaux, ne fortifient pas encore l'hypotheſe en faveur de la *choroide*, puiſque ces couleurs ſont les plus convenables à l'eſpece de vûë, qui eſt néceſſaire à leur conſervation ?

QUESTION LXXXI.

N'eſt - il pas raiſonnable de croire, eu égard aux differentes experiences de Meſſieurs *Ma iot*, *Mery*, *&c.* que la *rétine* d'un œil vivant eſt tranſparente, à l'exception de ſes vaiſſeaux ſanguins.

QUESTION LXXXII.

Si nous croyons que la *rétine* d'un œil vivant eſt tranſparente, à l'exception de ſes vaiſſeaux ſanguins; ne devons-nous pas croire qu'elle ne peut être l'organe immédiat de la vûë, parce que cela

étant, la lumiere traverseroit, & n'y reste-
roit pas assez pour donner les impressions nécessaires à la vision ?

QUESTION LXXXIII.

Mais si on nous accorde ceci, ne doit-
on pas supposer que les changemens du
diametre de la prunelle d'un œil sain,
qui suivent l'action de la lumiere sur l'organe immédiat de la vûë, pouroient arriver quand même la *retine* seroit cet organe, puisque la lumiere frappe l'un aussi-
bien que l'autre ; on demande si les nerfs
de l'*uvée* ne peuvent pas souffrir ces changemens en conséquence de son action sur
les nerfs de la *choroide* ?

QUESTION LXXXIV.

Et si on nous accorde que la *rétine* est
transparente, à l'exception de ses vaisseaux sanguins, & que ces changemens
dans le diametre de la prunelle en conse-
quence de ce que la lumiere frappe sur
l'une aussi bien que sur l'autre, peuvent
arriver ; ne doit-on pas conclure, que la
rétine peut être cet organe , nonobstant
que l'*uvée* reçoive ses nerfs de ceux de la
choroide ?

QUESTION LXXXV.

Et fi on nous accorde que la *rétine* à
l'exception de fes vaiffeaux fanguins eft
tranfparente, & que ces changemens du
diametre de la prunelle font occafionnés par l'action de la lumiere fur les nerfs
de la *choroïde*, ne fera-t-il pas également
difficile de déterminer, fi c'eft la *rétine*
ou la *choroïde*, qui eft l'organe immédiat
de la vûë ?

QUESTION LXXXVI.

Mais fi on croit que la *rétine* eft l'organe
immédiat de la vûë, & que ces changemens du diametre de la prunelle qui fuivent l'action de la lumiere fur l'organe immédiat de la vûë font occafionnés par
fon action fur les nerfs de la *choroïde*;
ne devons-nous pas croire, puifque la
choroïde eft fuffifamment fournie de
nerfs pour occafionner les changemens qui arrivent dans l'*uvée*, qu'elle
eft fuffifamment fournie de nerfs pour
recevoir les impreffions des objets, &
en communiquer les idées au cerveau ?

QUEST.

QUESTION LXXXVII.

Ne doit-on pas aussi renoncer à l'objection qu'on fait contre le syſtême de la *choroïde*, dans laquelle on demande s'il n'eſt pas raiſonnable de croire que la *rétine* eſt cet organe, puiſque ce ſont les nerfs ſeuls qui doivent être ſenſibles aux impreſſions des objets d'une maniere convenable pour la viſion, & que la *choroïde* n'en eſt pas ſuffiſamment pourvûë pour cette fin?

QUESTION LXXXVIII.

L'hypotheſe qui favoriſe la *choroïde* n'eſt-elle pas encore fortifiée, lorſqu'on fait réflexion, que s'il étoit néceſſaire pour la viſion que l'organe immédiat de la vûë ne reçut l'impreſſion des objets que ſur ſes nerfs, il s'enſuivroit que nous ne verrions jamais aucun objet diſtinctement; parce que, ſuppoſé même que la rétine fut cet organe, nous perderions le ſentiment de chaque partie des objets qui tombent ſur ſes vaiſſeaux ſanguins.

R

QUESTION LXXXIX.

Ainsi ne doit-on pas conclure , que tout ce qu'on peut dire en faveur des fibres nerveuses de la rétine, ne prouve rien de plus pour la rétine, que ce que l'on dit en faveur des fibres nerveuses de la choroïde ne prouve pour la choroïde.

QUESTION XC.

Mais si on examine avec une attention suffisante les nerfs qui se trouvent dans la *choroïde* depuis leur origine dans le cerveau jusqu'à leurs extrémités dans l'*uvée* ; on remarquera, comme je l'ai déja dit ailleurs , que ces nerfs en traversant la *choroïde* pour aller jusqu'à l'*uvée* , envoyent de tous côtez une infinité de petites fibres dans la substance de cette membrane : il est vrai que ces fibres sont infiniment fines , & que peut-être on auroit de la peine à les suivre dans toute sa substance. Mais puisqu'il suit de ce que j'ai dit dans la question précedente , qu'il n'est pas nécessaire que l'organe de la vûe soit si nerveux pour nous donner une idée de chaque point des objets, ne s'enfuit-il pas que quoique la *choroïde* ne soit pas visiblement aussi nerveuse que la *rétine*, elle peut l'être assez pour suffire à la vision?

QUESTION XCI.

Ne paroîtra-t-il pas raisonnable de croire, que la *choroïde* est assez nerveuse pour la vision, sur ce que j'ai dit dans plusieurs endroits, à l'égard de mouvement & du changement du diametre de la prunelle, dans les différens dégrés de lumiere, ayant, je crois, suffisamment démontré, que ces mouvemens sont occasionnés par la communication immédiate entre les nerfs de la *choroïde* & ceux de l'*uvée* dans l'action de la lumiere sur ceux de la *choroïde* ? Ne s'enfuit-il pas que puisqu'elle est suffisamment nerveuse pour produire avec tant d'exactitude ces changemens du diametre de la prunelle, en conséquence des changemens qui arrivent dans les extrémités des mêmes nerfs qui se trouvent dans l'uvée, qu'elle l'est aussi suffisamment pour la vision ?

R ij

Question XCII.

Puisqu'il y a une observation qui nous instruit que la partie du cerveau d'où sort le *nerf optique* est privée de sentiment ; n'est-il pas raisonnable de dire que la rétine en doit être privée pareillement ?

Question XCIII.

Ne paroît-il pas encore, que la *rétine* est sans sentiment , puisque les experiences journalieres nous apprennent que si on perce le globe de l'œil & que l'on traverse la *rétine* dans quelques-unes de ses parties , de façon qu'on évite de blesser aucuns des nerfs principaux de la *choroïde* , on ne remarque jamais aucuns des accidens qui accompagnent toûjours une blessure faite sur des fibres nerveuses de même volume que ceux de la *rétine*.

Question XCIV.

Si nous supposons que la partie du

cerveau d'où fort le nerf optique , &
par conséquent la *rétine* foit fenfible, ne
pouvons-nous pas pareillement fuppo-
fer que la partie du cerveau , d'où for-
tent les nerfs qui vont à la *choroïde* &
à l'*uvée* eft également fenfible , & par
conféquent les nerfs de ces membranes ?

QUESTION XCV.

Mais quelle conclufion tirerons-nous
de l'experience qui démontre , qu'il
y a une communication immédiate entre les fibres nerveufes d'un œil & celles
de l'autre ?

QUESTION XCVI.

Ne peut-on pas raifonnablement fup-
pofer que cette experience ne décide
rien en faveur de l'un ni de l'autre fyf-
tême ? Car n'eft-on pas également bien
fondé en accordant une communication
entre les fibres nerveufes de la *choroïde*
d'un œil avec celles de l'autre, qu'entre
les fibres nerveufes des deux *rétines* ?

QUESTION XCVII.

Quelle conclufion tirerons-nous en-

core de l'obſervation, qui fait voir que
toute la ſurface anterieure de la lam e
nerveuſe de la *é ine* eſt compoſée d'autant de bouts de nerfs qu'il y a de fibres
nerveuſes dans le nerf optique, & que
ces bouts ſont dirigés vers la prunelle ;
d'où on conclut que ces bouts ſont mis
en mouvement par l'action de la lumiere pour donner la viſion ?

QUESTION XCVIII.

Mais ne peut-on pas pareillement ſuppoſer la même choſe des nerfs de la *choroïde*, & dire que ſes fibres nerveuſes ont
également des bouts dirigés de la même
façon vers la prunelle, & nonobſtant
ce qu'on peut dire de la difference qu'il
y a entre les nerfs de ces deux membranes ; ne peut-on pas leur attribuer
les mêmes uſages ?

QUESTION XCIX.

De tout cela, devons-nous conclure que
c'eſt la *rétine* qui eſt l'organe immédiat de
la vuë, & que l'uſage de la *choroïde* n'eſt
pas ſeulement d'abſorber la lumiere a-

près qu'elle a produit ses effets , mais aussi d'empêcher qu'elle ne passe au-delà de la *rétine* , & qu'elle n'agisse trop violemment; ce qui empêcheroit la perfection de la vision tant dans l'homme que dans certains animaux ; & que dans les autres qui ont la *choroïde* colorée , son usage est non-seulement de les mettre en en état de voir avec moins de lumiere , mais peut-être aussi de rendre l'organe immédiat de la vuë plus sensible aux impressions des objets qui sont les plus nécessaires à leur conservation.

QUESTION C.

Ou bien devons-nous conclure que c'est la *choroïde* qui est l'organe immédiat de la vùë , & que la *rétine* n'a d'autre usage que de modifier les rayons de la lumiere , de telle façon qu'elle n'agisse pas trop violemment pour la perfection de la vision nécessaire à l'homme & à certains animaux, & que dans les autres qui ont la *choroïde* colorée l'usage de la rétine est non-seulement de modifier les rayons de la lumiere pour les mêmes fins ; mais aussi de leur donner une sensation plus

parfaite des objets qui interessent leur
conservation ? Ainsi ne peut-on pas dire
que la *rétine* est par rapport à la *choroide*,
ce que l'*épiderme* est par rapport à la vraie
peau ; & que comme c'est la vraie *peau*
& non l'*épiderme* qui est l'organe immédiat du *sentiment*, de même la *choroide* & non pas la *rétine* est l'organe immédiat de la vûë.

CHAPITRE XXVII.

Description de toutes les maladies du globe de l'Oeil, & de ses parties contiguës.

Maladies des Canaux lacrimaux.

1. UNe cicatrice dans quelque partie des petits tuyaux situés entre le sac lacrimal & le point lacrimal de l'une ou l'autre paupiere.

2. Une obstruction dans le conduit nasal qui est cause que le suc lacrimal sort par les points lacrimaux sans être alteré, occasionnée par une cicatrice dans quelque partie du conduit nasal. On a remarqué qu'il y a eu des personnes quiont gardé cette maladie sans avoir d'autre embarras que de comprimer de tems en tems le sac lacrimal pour en faire sortir ce qu'il contenoit.

3. Une obstruction dans le conduit nasal qui est cause que le suc lacrimal sort par les points lacrimaux, sans être alteré, occasionnée par un gonflement aux environs de la partie superieure du

conduit nasal, en conséquence de quelque changement contre nature du suc lacrimal, lorsqu'elle n'est pas précedée ni accompagnée d'aucune inflammation du sac lacrimal.

4. Une obstruction du suc lacrimal dans le conduit nasal, accompagnée d'une petite ulceration du sac lacrimal d'où sort par les points lacrimaux une matiere blanchâtre de la consistance à peu prés de la crême, occasionnée par une cicatrice dans quelque partie du conduit nasal. On a vû des personnes qui ont conservé pendant toute leur vie cette maladie sans autre embarras, que de comprimer de tems en tems le sac lacrimal pour en faire sortir ce qu'il contenoit.

5. Une obstruction du suc lacrimal dans le conduit nasal, accompagnée d'une petite inflammation du sac lacrimal, d'où le suc lacrimal sort par les points lacrimaux avec une espéce de matiere blanchâtre consistante à peu prés comme de la crême, occasionnée par un gonflement aux environs de la partie superieure du conduit en conséquence d'une inflammation.

Une obstruction du conduit nasal, 6. occasionnée par un gonflement aux environs de la partie superieure de ce conduit, causée par un abcès dans le sac lacrimal, qui dans ce cas n'est percé dans aucune de ses parties ; alors le gonflement du sac lacrimal n'est pas considérable, & on peut faire sortir par les points lacrimaux une certaine quantité de ce qu'il contient en le comprimant.

Une obstruction du conduit nasal, 7. occasionnée par un gonflement aux environs de la partie superieure de ce conduit en conséquence d'un abcès dans le sac lacrimal, qui alors n'est percé dans aucune de ces parties. Dans ce cas le gonflement est très-considérable, & on ne peut rien faire sortir de ce qu'il contient par les points lacrimaux.

Une obstruction du conduit nasal, 8. occasionnée par un gonflement aux environs de la partie superieure de ce conduit en conséquence d'un abcès dans le sac lacrimal d'où la matiere se fait passage par la peau, & où le sac lacrimal n'est percé dans aucune autre de ses parties, & par conséquent l'os unguis dans ce cas n'est pas alteré.

9   9. Un ulcere qui fuit l'ouverture faite
dans l'un de ces deux abcès, & l'augmentation de cette ouverture dans l'autre.

10.   Une obſtruction du conduit naſal,
occaſionnée par un gonflement aux environs de la partie ſuperieure de ce conduit, en conſéquence d'un abcès dans
le ſac lacrimal, où ce ſac eſt conſidérablement gonflé, & où quelques-unes
de ſes parties qui ſe trouvent aux environs de l'os unguis ſont percées, &
alors cet os ſe trouve plus ou moins
carié.

11.   Une obſtruction du conduit naſal,
occaſionnée par un gonflement aux environs de la partie ſuperieure de ce conduit, en conſéquence d'un abcès dans le
ſac lacrimal d'où la matiere ſe fait paſſage par la peau après avoir percé quelques parties de ce ſac qui ſe trouvent
aux environs de l'os unguis, & cauſé la
carie de cet os.

12.   Une obſtruction du conduit naſal,
occaſionnée par un gonflement aux environs de la partie ſuperieure de ce conduit en conſéquence d'un ulcere dans
le ſac lacrimal. Danc ce cas l'os unguis
eſt carié, & la matiere ſort par les points

lacrimaux. Dans un autre état de cette maladie, l'os unguis est détruit de façon que la matiere trouve passage par quelques parties de ses environs.

CHAPITRE XXVIII.

Maladies des Paupieres.

UNe Paralysie du muscle releveur dans la paupiere superieure. 13.

Une maladie du muscle releveur, qui occasionne un mouvement convulsif dans la paupiere superieure. 14.

Une paralisie du muscle orbiculaire des paupieres. 15.

L'éraillement de la paupiere superieure. 16.

L'éraillement de la paupiere inferieure, où cette paupiere conserve son épaisseur naturelle. 17.

Une autre espéce d'éraillement de la paupiere inferieure où non seulement la conjonctive est renversée en dehors comme dans la précédente, mais où il est venu une subſtance charneuse plus ou moins épaiſſe. 18.

CHAPITRE XXIX.

Maladies qui se trouvent entre l'Aponeurose des Muscles des Paupieres & les Tegumens.

19. UNe tumeur plus ou moins étenduë qui se trouve entre l'aponeurose des muscles de l'une & l'autre paupiere, & les tegumens avec des symptômes d'un phlegmon.

20. Une tumeur qui a la même situation que la précédente, & qui est aussi plus ou moins étenduë, avec des symptômes d'une tumeur éresipelateuse.

21. Une tumeur située comme la précédente, & aussi plus ou moins étenduë avec des symptômes d'une tumeur oidemateuse.

22. Une tumeur qui a une pareille situation, & qui est plus ou moins étenduë avec des symptômes d'une hydropisie.

23. Une tumeur qui a la même situation, & qui est plus ou moins étenduë avec des symptômes d'un phlegmon, accom-

pagnés de quelques dégrés du charbon.

Une tumeur d'une pareille situation, 24.
qui est plus ou moins étenduë, avec
des symptômes d'une tumeur éresipelateuse accompagnée de quelques degrés
du charbon.

Une tumeur d'une pareille situation, 25.
qui est plus ou moins étenduë, avec
des symptômes d'une tumeur cance-
reuse.

Un abcés plus ou moins étendu situé 26.
aussi entre l'aponeurose des muscles de
l'une & l'autre paupiere, & les tegumens.

Une tumeur pareillement située 27.
& contenuë dans un systis, qui est
plus ou moins grand, d'une surface
plus ou moins inégale, & qui contient
une substance comme du suif. On trouve quelquefois deux ou trois de ces tumeurs situées à quelque distance l'une
de l'autre.

Une tumeur qui a la même situation 28.
que la précédente, contenuë aussi dans
un systis ; elle differe en grandeur & figure, & contient une substance semblable à la boüillie. On trouve aussi deux
ou trois de ces tumeurs situées à quelque
distance l'une de l'autre.

2 9.   Une tumeur qui a aussi la même situation que la précédente, contenuë dans un syssis, qui change de grandeur & de figure, & qui contient une substance semblable à du miel. On trouve aussi deux ou trois de ces tumeurs à quelque distance l'une de l'autre.

3 0.   Une tumeur située un peu plus près du bord de l'une & l'autre paupiere que la précédente, elle differe & change de grandeur & de figure, & contient une substance adipeuse & molle mêlée d'une matiere semblable au blanc d'œuf. On trouve aussi deux ou trois de ces tumeurs situées à quelque distance l'une de l'autre.

3 1.   Il y a des petites pustules situées de la même maniere, qui changent dans leur nombre & grosseur, & qui contiennent une liqueur claire semblable à celle qui sort des petites vessies que l'on voit sur la peau après les brûlures.

3 2.   On trouve des pustules dans la même situation, qui changent dans leur nombre & grosseur, & qui contiennent une liqueur semblable à celle qui sort des pustules de la gale.

3 3.   On trouve aussi des petites pustules dans la même situation, qui changent pareillement

pareillement dans leur nombre & grosseur, & qui contiennent une lymphe plus ou moins âcre pareille à celle qui sort des pustules des dartres.

Il y a des petits abcès qui ont une pareille situation, qui changent dans leur nombre & grosseur, & qui contiennent une matiere plus ou moins purulente.

CHAPITRE XXX.

Maladies qui se trouvent entre l'aponeu-
rose des muscles des paupieres, & la
conjonctive des paupieres.

UNE tumeur qui se trouve entre l'aponeurose des muscles de l'une & l'autre paupiere, & la conjonctive des paupieres contenant une matiere adipeuse. On trouve quelquefois deux ou trois de ces tumeur s'élever à quelque distance l'une de l'autre.

Il y a une autre tumeur pareillement située qui contient une substance mêlée d'une matiere semblable au blanc d'un œuf. On trouve aussi deux ou trois de ces

tumeurs situées l'une à côté de l'autre, &
quelquefois dans les deux paupieres à la
fois.

37.   Une tumeur située comme la derniere & qui contient une matiere semblable à la graisse. On trouve aussi deux
ou trois de ces tumeurs à quelque distance l'une de l'autre.

CHAPITRE XXXI.

Maladies qui se trouvent aux environs
des bords externes des paupieres.

38.   UNE tumeur qui se trouve aux environs des bords externes des paupieres, & qui contient une matiere semblable au blanc d'œuf. On voit plusieurs de ces petites tumeurs s'élever l'une
à côté de l'autre.

39.   Une tumeur qui a une pareille situation que la précedente, qui contient une
matiere blanche & dure comme de la
grêle.

40.   On trouve des petites tumeurs qui ont
une pareille situation, qui changent dans
leur nombre & grosseur, & qui ont une

substance comme des verruës.

On trouve une autre tumeur d'une pa- 41.
reille situation, dont la figure & la grosseur changent, & qui contient une substance d'une couleur & consistance semblable au blanc de l'œuf.

CHAPITRE XXXII.

*Maladies des glandes ciliaires & des
bords internes des paupieres.*

IL y a une maladie dans laquelle les 42.
glandes ciliaires jettent une matiere si épaisse & si gluante qu'elle joint les
paupieres de façon qu'on a peine à les
ouvrir.

Les glandes ciliaires sont sujettes à une
autre maladie, dans laquelle elles en- 43.
voyent une liqueur plus ou moins âcre,
& cependant les vaisseaux qui les environnent conservent leur figure & leur
situation naturelle.

Les ulceres prurigineux qui se trouvent 44.
aux environs des bords interieurs & in-

ferieurs des paupieres, & qui sont une suite de la maladie précedente.

45. Il y a une autre maladie des glandes ciliares où elles envoyent non-seulement cette matiere épaisse & gluante, mais encore une substance chassieuse plus ou moins âcre & noirâtre.

46. Les ulceres prurigineux qui se trouvent aux environs des bords internes & inferieurs, & qui sont une suite de cette Maladie.

47. Les ulceres prurigineux qui se trouvent dans une situation pareille, qui sont une suite des pustules des bords externes des paupieres, qui contiennent une liqueur semblable à celle qui sort des pustules de la gale.

48. Les ulceres prurigineux qui se trouvent dans une pareille situation, qui suivent les pustules des bords externes des paupieres, & qui contiennent une liqueure semblable à celle qui sort des dartres.

49. Les ulceres purulentes pareillement situées, qui suivent les abcès des bords externes des paupieres, & qui contiennent une matiere purulente.

50. Les petits trous fistuleux, qui se trou-

vent dans une pareille situation, & qui
fuivent ces abcés.

Les chutes des cils font une fuite de
tous les ulceres qui fe trouvent aux environs des bords inferieurs des paupieres. 51.

Les bords des paupieres font fujets à
une autre maladie où on trouve à une
certaine diftance l'une de l'autre plufieurs petites rougeurs d'une figure irreguliere & plus ou moins étenduës fur
la peau des paupieres. On a remarqué
que les cils manquent dans les places
de ces rougeurs, & que cette maladie eft
ordinairement une fuite de la petite ve-
role. 52.

Il y a une autre efpéce de maladie, où
on trouve une fubftance charneufe &
fpongieufe placée fur le bord des paupieres dans une fituation pareille à la précedente, & que cette fubftance fpongieufe eft trés-mince, & fa furface inégale. 53.

Il y a une autre maladie, où la plus
grande partie des cils vers le milieu de la
paupiere fuperieure eft plus ou moins
tournée en dedans. 54.

Il y a une autre efpéce de cette même
maladie dans la paupiere fuperieure, où
depuis le milieu jufqu'à l'un des angles 55.

des paupieres, les cils sont renversés en
dedans pendant que les autres conservent leur situation naturelle.

56.   Il y a une autre espéce de cette même maladie, où les cils vers le milieu de
la paupiere inferieure sont pareillement
renversés en dedans.

57.   On trouve aussi que les bords de chaque
paupiere s'unissent quelquefois depuis
deux ou trois lignes de leurs angles, en
conséquence de quelques ulcerations, &
on a des exemples où les paupieres étoient
jointes dans leur naissance.

CHAPITRE XXXIII.

Maladies de la Caruncule lacrimale, & ses environs.

IL y a une maladie dans laquelle la caruncule lacrimale augmente plus ou moins sans changer de figure, & jette une matiere plus ou moins âcre. 58.

On trouve aussi quelquefois cette caruncule ulcerée, ce qui cause un changement dans sa figure & dans son volume. 59.

Cette caruncule est aussi sujete à une autre maladie, où elle perd sa figure, & où son volume s'augmente, le tout accompagné de symptômes cancereux. 60.

On trouve un pareil changement dans la figure & le volume de cette caruncule avec des symptômes du charbon. 61.

La caruncule lacrimale est quelquefois presque tout-à-fait consumée par un ulcere, ce qui cause un larmoyement perpétuel. 62.

Il se trouve aux environs de la caruncule lacrimale une excrescence charneuse d'une figure reguliere & d'un volume plus ou moins considérable. 63.

64. Il y a une autre excrefcence qui fe trouve à peu près dans la même situation, c'est une substance spongieuse d'un volume plus ou moins considérable.

65. On trouve aussi une autre espéce de cette excrefcence spongieuse pareillement située, & d'un volume plus ou moins considérable avec des symptômes cancereux.

66. On trouve aussi une espéce de cette excrefcence spongieuse qui a à peu près la même situation, d'un volume plus ou moins considérable avec des symptômes du charbon.

67. On trouve aussi dans la même situation des petites pustules, dont le nombre & la groffeur changent, & qui contiennent une liqueur fort semblable à celle qui fort des pustules de la gale.

68. Les ulcer es prurigineux qui suivent ces pustules.

69. On trouve aussi dans la même situation des pustules, dont le nombre & la groffeur changent, & qui contiennent une liqueur semblable à celle des dartres.

70. Les ulceres prurigineux qui suivent ces pustules.

On trouve aux environs des parties 71. superieures de la caruncule lacrimale un abcès plus ou moins étendu, qui contient une matiere purulente.

72.

L'ulcere qui suit cet abcès.

73.

On trouve aussi aux environs de la caruncule lacrimale une substance charneuse très-mince, qui paroît divisée en plusieurs petits corps globulaires un peu semblables dans leur couleur, figure & grosseur, à ceux qu'on trouve dans une mûre, on remarque que cette excrescence charneuse reçoit de tous côtés une quantité de vaisseaux sanguins plus ou moins grands.

CHAPITRE XXXIV.

Maladies de la Glande lacrimale.

74. Maladie qui occasionne un lar- moyement continuel fans altera- tion du fuc lacrimal.

75. On trouve que la glande lacrimale eft quelquefois enflammée, & fon volume augmenté.

76. On trouve quelquefois un abcès au- tour de la glande lacrimale, qui contient une matiere plus ou moins purulente.

77. L'ulcere qui fuit cet abcès, occafionne quelquefois une ulceration plus ou moins grande dans la fubftance de la glande la- crimale.

78. On trouve que la glande lacrimale perd quelquefois fon volume & fa figure en conféquence d'un ulcere qui fait con- tinuellement fortir une matiere plus ou moins vifqueufe.

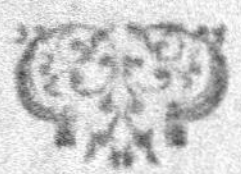

CHAPITRE XXXV.

Maladies qui se trouvent entre les parties inferieures & posterieures du globe de l'Oeil & celles de l'orbite.

ON trouve une tumeur adipeuse, 79. située entre la partie superieure du globe & celle de l'orbite à côté du petit angle. Cette tumeur n'a pas toûjours la même situation, étant quelquefois plus ou moins enfoncée dans l'orbite.

Un abcès qui se trouve entre les par- 80. ties inferieures du globe & l'orbite.

Un abcès qui se forme entre les par- 81. ties posterieures du globe & l'orbite.

CHAPITRE XXXVI.

Maladies des Muscles du globe de l'Oeil.

IL y a une maladie dans les muscles 82. qui occasionne un mouvement convulsif perpétuel & involontaire du globe de l'œil.

83.   La loucherie où un œil est affecté, &
son axe tourné plus ou moins du côté
du nez.

84.   La loucherie où tous les deux font
également affectés, & ou l'axe de chaque
œil est tourné plus ou moins du côté du
nez.

85.   La loucherie, où un œil seul est affecté, & son axe plus ou moins tourné
du côté de la tempe.

CHAPITRE XXXVII.

Maladies de la Cornée.

86. IL y a une maladie où la cornée s'a-
vance en forme de cône, dont le
sommet est fort obtus, & dont la base est
de tout le diametre de la cornée, qui conserve sa transparence.

87.   Il y en a une autre, où elle est pareillement avancée en forme de cône, dont
le sommet est fort aigu, & dont la base
n'est pas la moitié du diamétre de la cornée.

88.   Il se trouve quelquefois une petite opacité égale sur un des côtés de la cornée en

forme d'arc, qui est plus ou moins grande, & dont la couleur est jaunâtre & égale.

Il y a aussi quelquefois une opacité égale 89. dans toute sa substance & dans toute son étenduë, dont la couleur est aussi un peu jaune.

Une petite rupture d'une figure coni- 90. que, mais irreguliere, où la partie la plus élevée conserve sa transparence, & ou la base a un petit épaississement dans toute sa circonference.

On trouve un petit épaississement dans 91. quelques parties de la premiere pellicule de la cornée sans être accompagné d'une inflammation. Son diamétre change, sa figure est plus ou moins convexe, sa surface très-égale & sa circonference plus ou moins inégale. On trouve quelque-fois deux ou trois de ces épaississemens situés à une petite distance l'un de l'autre, & le reste de la cornée conserve sa trans-parence naturelle. Dans ce cas, si quel-ques-uns de ces épaississemens tombent sur le milieu de la cornée, le malade ne ver-ra aucun objet dans une ligne perpendi-culaire à son axe, cet épaississement ne permettant pas à la lumiere de traver-ser la cornée.

92. Il y a un petit épaississement dans quelque partie de la premiere pellicule de la cornée, sans être accompagné d'aucune inflammation il est extremement mince, inégal, & plus ou moins étendu. On trouve quelquefois deux ou trois de ces épaississemens situés à quelque distance l'un de l'autre. Dans ce cas, si quelques-uns d'eux couvre immédiatement le milieu de la cornée, le malade conserve le pouvoir de voir, mais fort indistinctement.

93. A l'égard de tous les autres épaississemens de la cornée, qui sont accompagnés d'inflammation, & qui suivent les abcès, pustules & ulceres, j'en parlerai au chapitre suivant. Mais pour les deux que je viens de rapporter, quoique pareillement précedés de quelqu'inflammation, n'étant pas accompagnés d'abcés, pustules, &c. Je les regarde comme des maladies différentes, d'autant plus que la maniere de les guerir est différente.

94. Il y a une maladie de la cornée, où l'on remarque un petit enfoncement plus ou moins profond, d'environ un quart de ligne de diamétre, situé sur quelque partie de la cornée. On remarque aussi

que la partie de la cornée, où se trouve
cet enfoncement, n'est pas si transparente que l'autre, mais toûjours assez, quand
il tombe sur le milieu, pour permettre au
malade de distinguer les objets, quoiqu'imparfaitement, non seulement à cause de cette petite perte de sa transparence, mais aussi à cause du changement
qui arrive dans la direction des rayons
dans leur passage par cet enfoncement.
On trouve quelquefois deux ou trois de
ces enfoncemens l'un à côté de l'autre.

On trouve aussi quelquefois une excrescence charnuë d'une figure inégale, d'un
volume plus ou moins grand, & située sur
quelque partie de la premiere pellicule de
la cornée.

95.

CHAPITRE XXXVIII.

*Maladies composées de la cornée, de la con-
jonctive de l'Oeil, & de la tunique
albuginée.*

96.　IL y a plusieurs petites pustules qui
se trouvent situées dans la conjonctive de l'œil depuis l'angle interne, jusques
dans la premiere pellicule de la cornée,
dont le nombre, la figure, & la situation changent, & qui contiennent une
liqueur semblable à celle que l'on trouve dans les petites vessies qui viennent
sur la peau après une brûlure. Cette maladie est toûjours acompagnée de quelques
dégrés de la seconde espéce d'ophtalmie.

97.　On trouve aussi plusieurs petites
pustules, qui ont la même situation, qui
changent pareillement dans leur nombre,
figure & situation, & qui contiennent une
sanie. Cette maladie est toûjours accompagnée de quelques dégrés de la seconde espéce d'ophtalmie.

98.　L'ulcere qui suit quelquefois ces
pustules dans la cornée.

99.　L'ulcére qui suit quelquefois ces
pustules

pustules dans la conjonctive de l'œil.

100. La cicatrice qui suit ces pustules dans la premiere pelliculle de la cornée.

101. Il y a aussi plusieurs petites pustules qui se trouvent situées dans la conjonctive de l'œil, depuis l'un & l'autre angle jusques dans la premiere pellicule qui changent dans leur nombre, figure & situation, & qui contiennent une matiere purulente. Cette maladie est toûjours accompagnée de la seconde espece d'ophtalmie.

102. L'ulcere qui suit quelquefois ces pustules dans la cornée.

103. L'ulcere qui suit quelquefois ces pustules dans la conjonctive de l'œil.

104. La cicatrice qui suit ces pustules dans la cornée.

105. Il y a un petit épaisissement fort irregulier dans sa figure située vers le milieu de la premiere pellicule de la cornée: son plus grand diamêtre n'excede pas le tiers d'une ligne, & avec beaucoup d'attention, on peut voir entrer un certain nombre de petits vaisseaux sanguins très-fins dans cet épaisissement. Cette maladie est toûjours accompagnée de la seconde espece d'ophtalmie.

T

106. On trouve un abcés entre la premiere pellicule de la cornée, plus ou moins grand, accompagné de la seconde espéce d'ophtalmie.

107. On remarque quelquefois deux ou trois de ces abcés, situés l'un à côté de l'autre, où entrent de tous côtés des vaisseaux sanguins.

108. L'ulcere qui suit cet abcés.

109. La cicatrice qui suit cet abcès.

110. Il se trouve aussi entre les pellicules externes de la cornée un autre abcès commençant ordinairement vers son bord, & continuant plus ou moins irregulierement vers le milieu. Cet abcès est toûjours accompagné de la seconde ophtalmie.

111. L'ulcere qui suit cet abcès, quand la matiere qu'il contient, se fait passage au dehors.

112. La cicatrice qui suit cet abcès, quand la matiere qu'il contient, se fait passage au dehors.

113. Une fistule de la cornée, qui suit quelquefois cet ulcere.

114. Il y a une maladie où il se répand, entre les pellicules externes de la cornée, une matiere blanchâtre, quelquefois sur

üne certaine partie, quelquefois fur toute la fubftance de la cornée, accompagnée de la premiere efpece d'ophtalmie.

115. Il fe trouve un abcès entre les pellicules internes qui fe fait quelquefois
paffage en dedans de la cornée.

116. La cicatrice qui fuit cette maladie quand la matiere fe fait paffage en
dedans.

117. On trouve quelquefois plufieurs
petites puftules dans la premiere pellicule de la cornée, qui changent dans leur
figure, volume & fituation, & qui contiennent un fluide un peu purulent : on
voit entrer dans leur fubftance deux ou
trois vaiffeaux fanguins, qui partent des
différentes parties de la circonference du
globe, & on trouve quelquefois deux ou
trois de ces puftules fituées à côté l'une
de l'autre.

118. L'ulcere qui fuit quelquefois ces
puftules.

119. La cicatrice qui fuit ces puftules.

120. On trouve auffi un petit abcès entre les premieres pellicules de la cornée,
& l'on voit entrer dans fa fubftance deux
ou trois vaiffeaux fanguins, qui partent
des différentes parties de la circonference

du globe : on trouve aussi quelquefois deux ou trois de ces abcès situés à côté l'un de l'autre.

121. L'ulcere qui suit quelquefois cet abcès.

122. La cicatrice qui suit quelquefois cet abcès.

123. On trouve quelquefois un petit épaisissement dans toute la substance de la premiere pellicule de la cornée, accompagné de la premiere espece d'ophtalmie, & on voit entrer de tous côtés une infinité de petits vaisseaux sanguins extrêmement fins, qui paroissent se perdre vers son milieu ; dans ce cas, la cornée conserve toûjours assez de sa transparence pour permettre au malade de voir les objets, mais indistinctement.

124. On trouve aussi un épaisissement dans toute la substance de la cornée, accompagné de dégrés violens d'ophtalmie : & l'on voit entrer de tous côtés une quantité de vaisseaux sanguins fort grands, qui se perdent pareillement vers le milieu de la cornée ; dans ce cas, le malade ne distingue plus que le grand jour, & cela avec beaucoup de peine, à cause de l'inflammation qui l'accompagne.

125. On trouve quelquefois immédia-tement fur le bord de la cornée vers l'un & l'autre angle , une puftule où l'on voit entrer un certain nombre de vaiffeaux fanguins plus ou moins larges , qui par-tent de ces angles : cette puftule eft toû-jours accompagnée de la feconde efpece d'ophtalmie, & contient une fanie plus ou moins âcre.

126. L'ulcere qui fuit quelquefois cette puftule , quand la matiere fe fait paffage en dehors.

127. La cicatrice qui fuit cet ulcere.

128. La rupture du bord de la cornée où fe trouve cet ulcere.

129. Il fe trouve auffi quelquefois dans le même endroit un abcès, dans la fubf-tance duquel on voit entrer un certain nombre de vaiffeaux fanguins , il eft toû-jours accompagné de la feconde efpece d'ophtalmie.

130. On trouve quelquefois la même maladie immediatement fur le bord de la partie inferieure de la cornée , & on voit pareillement entrer dans fa fubftance plufieurs vaiffeaux fanguins ; cet abcès eft comme le précédent accompagné de la feconde efpece d'ophtalmie.

T iij

131. On trouve une petite membrane charneuse d'une couleur blanchâtre, qui part du grand angle & se termine aux environs du bord de la cornée : cette membrane est très-mince, elle a ordinairement trois lignes dans son plus grand diamétre, elle embrasse intimément la conjonctive de l'œil, & contient une quantité de petits vaisseaux sanguins très fins.

132. On trouve une autre espece de cette membrane charneuse, qui part pareillement de l'angle interne, qui se termine aux environs du milieu de la cornée, & qui est beaucoup plus épaisse & plus large que la précédente, elle est intimément attachée à la conjonctive de l'œil, & elle reçoit dans sa substance des vaisseaux beaucoup plus larges.

133. On trouve aussi une autre espéce de cette membrane charneuse, qui prend son origine vers l'angle interne, & qui se termine vers le bord de la cornée. Elle a une quantité de matieres adipeuses mêlées dans toute sa substance ; elle est plus mince que la précédente, reçoit fort peu de vaisseaux sanguins, & se trouve fortement attachée à la conjonctive de l'œil.

CHAPITRE XXXIX.

Maladies composées de la conjonctive de l'œil, de la tunique albuginée, & de la conjonctive des paupieres.

134. ON trouve une petite puftule vers la cornée à côté du grand angle de l'œil, qui contient une matiere fanguine & âcre, & dans la fubftance de laquelle on voit entrer plufieurs vaiffeaux fanguins. On trouve quelquefois deux ou trois de ces puftules fituées l'une à côté de l'autre, qui reçoivent pareillement des vaiffeaux fanguins de tous côtés.

135. Les ulceres qui fuivent quelquefois ces puftules.

136. On trouve auffi à peu-près au même endroit des petites puftules qui contiennent une fanie plus ou moins âcre, qui font accompagnées de la feconde efpece d'ophtalmie, & qui reçoivent pareillement de tous côtés des vaiffeaux fanguins. Il y en a quelquefois quatre ou cinq enfemble qui reçoivent de tous côtés des vaiffeaux fanguins, & qui chan-

gent dans leur figure & dans leur groffeur.

137. Les ulcéres qui fuivent quelquefois
ces puftules.

138. On trouve auffi un abcès qui a à
peu près la même fituation que les préce-
dens, & qui contient une matiere plus ou
moins purulente. Il entre auffi dans fa
fubftance des vaiffeaux fanguins, & il
eft accompagné quelquefois de deux ou
trois autres abcès plus ou moins éloignés
les uns des autres.

139. Il y a à peu-près au même endroit
une autre maladie où on remarque plufieurs petites puftules dilatées differemment l'une à côté de l'autre, & contenant
une matiere fanguine. On trouve qu'elles font environnées de tous côtés de
vaiffeaux fanguins, dont une partie entre
dans une de ces puftules, & les autres fe
terminent plus ou moins irregulierement
aux environs.

140. On trouve quelquefois un changement contre nature dans quelques-unes
des parties de la tunique albuginée & de
l'œil ; c'eft une efpece d'échimofe plus
ou moins étenduë qui fuit la rupture de
certains vaiffeaux fanguins, pendant que

le reste du globe conserve sa perfection naturelle. On voit quelquefois plusieurs de ces petites échimoses au tour de l'œil.

CHAPITRE XL.

Des differentes especes d'Ophtalmie.

141 PAR une Ophtalmie, j'entens une plénitude, extention, ou changemens contre nature du contenu des arteres sanguines & lymphatiques dans quelques-unes ou dans toutes les parties de la tunique albuginée & de la conjonctive de l'œil, accompagnés quelquefois des mêmes changemens dans le contenu des arteres sanguins & lymphatiques de la conjonctive des paupieres, & quelquefois même du globe & de ses parties contiguës. Il se joint à tout ceci une altération dans la qualité, & une augmentation ou diminution dans la quantité du suc lacrimal, accompagnée de chaleur, picotements, douleurs, élancemens, &c.

142. Par la premiere espece de cette

maladie, j'entens une plénitude, extention, & changement contre nature des
vaisseaux sanguins & lymphatiques dans
quelques unes des parties de la tunique albuginée & de la conjonctive de
l'œil, avec une altération dans la qualité
& une augmentation de la quantité du
suc lacrimal accompagné de quelque
degré de chaleur, &c. Et avec une
sensation douloureuse dans la lumiere
ordinaire.

143 Par la seconde espece, j'entens
un pareil changement dans toutes les
parties de la tunique albuginée, de
la conjonctive de l'œil, & de la conjonctive des paupieres, avec une altération
dans la qualité & une grande augmentation de la quantité du suc lacrimal
avec quelques degrés de chaleur, d'é-
lancement & d'une sensation trés-dou-
loureuse dans le degré ordinaire de lumiere; & cette maladie est aussi accompagnée quelquefois d'un épaisissement
plus ou moins étendu dans la premiere
pellicule de la cornée, quelquefois on
y voit les vaisseaux sanguins plus ou
moins enfoncés, & quelquefois des pustules, des abcès & des ulceres de dif-

férentes especes dans la cornée , dans
la conjonctive de l'œil , aux environs
de la caruncule lacrimale & aux bords
des paupieres.

144. Par la troisiéme , j'entens un pareil
changement dans toutes les parties de la
tunique albuginée , de la conjonctive de
l'œil, & de la conjonctive des paupieres,
avec un pareil changement dans tous les
vaisseaux sanguins & lymphatiques du
globe de l'œil & deses parties contiguës,
& une altération dans la qualité , & une
très-grande augmentation de la quantité
du suc lacrimal accompagnée d'une élévation de la conjonctive de l'œil & de la
tunique albuginée. La cornée paroît plus
ou moins enfoncée , & forme une espece de concavité. Tout cela est accompagné de violentes douleurs & d'élancemens dans le globe de l'œil & dans ses
parties contiguës.

145. Par la quatriéme , j'entens une
plénitude , extention , & changement
contre nature du contenu des vaisseaux
sanguins & lymphatiques dans quelques-unes des parties de la tunique
albuginée & de la conjonctive de l'œil,
avec une altération dans la qualité &

une diminution dans la quantité du suc lacrimal, accompagnée de demangeaisons, picotemens, & imparfaite vision. Quelquefois on voit entrer de tous côtés plusieurs vaisseaux sanguins dans la premiere pellicule de la cornée, qui se perdent vers son milieu, ils entrent aussi quelquefois dans les pellicules internes.

146. Par la 5ᵉ. espece, j'entens un pareil changement dans quelques unes des parties de la tunique albuginée & de la conjonctive de l'œil, avec une altération dans la qualité & une diminution dans la quantité du suc lacrimal. On voit partir de l'angle de l'œil des vaisseaux sanguins plus ou moins gros qui se terminent aux environs du bord dela cornée, pendant que toutes les autres parties de l'œil conservent leur perfection naturelle à l'exception de quelques symptômes de tems en tems de la premiere espece d'Ophtalmie, en conséquence de l'action irreguliere des paupieres sur le globe de l'œil.

147. Par la sixiéme, j'entens un pareil changement dans quelques-unes des parties de la tunique albuginée de la conjonctive de l'œil, & de la conjonctive des

paupieres, avec une altération dans la qualité & une diminution dans la quantité du suc lacrimal ; on voit plusieurs vaisseaux sanguins plus ou moins gros, qui s'élevent aux environs du globe de l'œil, & qui se terminent vers le bord de la cornée avec un changement contre nature dans la qualité de la matiere qui sort des glandes ciliaires avec une certaine quantité d'une matiere visqueuse, blanchâtre & gluante.

148. Par la septiéme, j'entens un pareil changement dans quelques-unes des parties de la tunique albuginée de la conjonctive de l'œil, & de la conjonctive des paupieres, avec une altération dans la qualité & une diminution dans la quantité du suc lacrimal. On y voit plusieurs vaisseaux sanguins plus ou moins gros, qui s'élevent aux environs du globe de l'œil, & qui se terminent vers le bord de la cornée, accompagnés d'un changement contre nature, non-seulement dans la qualité de la matiere qui sort des glandes ciliaires comme dans le cas précédent, mais aussi dans les vaisseaux qui se trouvent aux environs des bords internes des paupieres & particulierement

de l'inferieure, on trouve que cette matiere vifqueufe, blanchâtre & gluante,
eft mêlée d'une fubftance plus ou moins
chaffieufe.

149. Par la huitiéme, j'entens un pareil
changement dans quelques-unes des parties qui fe trouvent aux environs des angles de la tunique albuginée de la conjonctive de l'œil, & de la conjonctive des
paupieres, pendant que toutes les autres
parties du globe & des paupieres confervent leur perfection naturelle, à l'exception de quelques fymptômes de la
premiere ophtalmie occafionnés par la
fenfation penible que caufe l'action irréguliere des paupieres fur le globe, avec
une altération dans la qualité & une
augmentation de la quantité du fuc lacrimal.

150. Par la neuviéme, j'entens un pareil
changement dans quelques-unes des parties de la tunique albuginée, de la conjonctive de l'œil, & de la conjonctive des
paupieres, avec une altération dans la
qualité & une augmentation dans la
quantité du fuc lacrimal. Dans cette efpece les vaiffeaux de la paupiere inférieure font fi pleins qu'ils gonflent cette

paupiere aux environs des bords internes, & quelquefois ils le font tant, qu'ils
obligent la conjonctive de cette paupiere
inférieure à se renverser en dehors, & le
bord de cette paupiere à s'éloigner par
conséquent du globe de l'œil, d'où s'ensuit nécessairement un larmoyement par
rapport au changement de situation que
souffre le point lacrimal.

151. Par la dixiéme, j'entens un pareil
changement dans quelques-unes des parties de la tunique albuginée, de la conjonctive de l'œil, & de la conjonctive des
paupieres, avec une altération dans la
qualité & une augmentation dans la
quantité du suc lacrimal. On voit une
quantité de vaisseaux sanguins qui sortent des environs de l'un & de l'autre
angle de l'œil, & qui s'élevent quelquefois
des parties inférieures de la conjonctive
des paupieres, & se terminent plus ou
moins irrégulierement aux environs de
la cornée : on voit parmi ces vaisseaux
sanguins des petites pustules qui contiennent une matiere sanguine. Elles s'élevent de la conjonctive, & reçoivent
chacune des vaisseaux sanguins dont le

nombre, la groffeur & la direction changent.

152. Par la 11e. j'entens un pareil changement dans toutes les parties de la tunique albuginée de la conjonctive de l'œil, & de la conjonctive des paupieres, avec une alteration dans la qualité, & une augmentation dans la quantité du fuc lacrimal. Cette maladie eft un fymptôme des écroüelles où les vaiffeaux des paupieres plus ou moins dilatés, font paroître les deux paupieres plus ou moins gonflées ; cela eft quelquefois accompagné de douleurs & d'élancement dans le globe de l'œil & aux environs, quelquefois avec un épaififfement plus ou moins étendu dans la premiere pellicule de la cornée, quelquefois avec un enfoncement plus ou moins grand des vaiffeaux fanguins dans la cornée, & quelquefois avec des puftules de differentes efpeces dans la cornée & dans la conjonctive de l'œil.

153. Par la 12e. j'entens un pareil changement dans quelques-unes des parties de la tunique albuginée de la conjonctive de l'œil, & de la conjonctive des paupieres

paupieres avec une alteration dans la qualité, & une diminution dans la quantité du suc lacrimal, accompagnée de quelques symptômes des écroüelles, où on voit une quantité de vaisseaux sanguins s'élever de tous côtés aux environs du globe de l'œil & se terminer aux environs de la cornée plus ou moins régulierement. Quelquefois on voit des vaisseaux sanguins qui entrent dans tous les côtés de la premiere pellicule de la cornée & qui se perdent vers son milieu, & il arrive encore qu'il en entre pareillement dans les pellicules internes, accompagnés de picotement & d'une vision imparfaite. Il se fait quelquefois de tels changemens contre nature dans les vaisseaux qui se trouvent aux environs du bord interne des paupieres, qu'ils font paroître les paupieres fort gonflées; & quelquefois les bords internes des paupieres, & particulierement des supérieures, deviennent plus ou moins épais, dures & irréguliers.

154. Par la treiziéme, j'entens un pareil changement dans toutes les parties de la tunique albuginée, de la conjonctive de l'œil, & de la conjonctive des paupieres, accompagné d'une alteration dans la

qualité, & d'une très-grande augmentation dans la quantité du suc lacrimal avec des symptômes érésipelateux, des chaleurs, & des picotemens dans le globe de l'œil & ses environs.

155. Par la 14e., j'entens un pareil changement dans toutes les parties de la tunique albuginée, de la conjonctive de l'œil, de la conjonctive des paupieres, des arteres sanguins & lymphatiques du globe & de ses parties contigues, & d'une grande augmentation du suc lacrimal. On voit une quantité de matiere purulente plus ou moins jaunâtre sortir de tems en tems des environs du globe de l'œil.

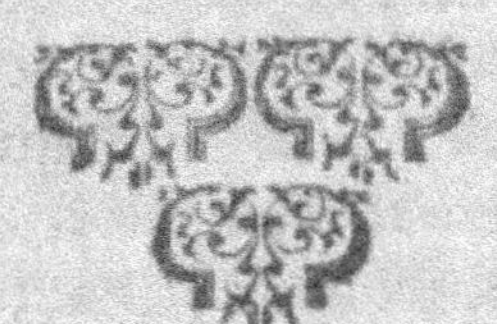

CHAPITRE XLI.

Maladies qui occasionnent une extention contre nature, de la conjonctive de l'œil.

IL y a quelquefois dans la conjonctive de l'œil entre l'un & l'autre angle, une tumeur plus ou moins étenduë, qui 156 contient une matiere semblable à celle d'une tumeur hydropique.

Il arrive quelquefois que cette tumeur s'étend autour du globe de l'œil, & sépare la conjonctive de la tunique albuginée, 157 jusqu'à faire quelquefois paroître la cornée enfoncée, & d'une figure concave.

On trouve aussi une autre tumeur d'une couleur blanchâtre dans la même situation, plus ou moins étenduë autour 158 du globe, & qui a les symptômes d'une tumeur oidemateuse.

On voit aussi une tumeur dans la même situation qui s'étend plus ou moins autour du globe de l'œil, jusqu'à faire 159 quelquefois paroître la cornée enfoncée & d'une figure concave, & qui a

V ij

les symptômes d'une tumeur éresipelateuse.

Il y a aussi une autre tumeur dans la
même situation qui arrive quelquefois
après l'opération ordinaire de la cataracte , en conséquence d'une blessûre faite
dans les nerfs ciliaires. Cette tumeur s'é-
tend plus ou moins autour du globe , &
fait pareillement paroître quelquefois la
cornée plus ou moins enfoncée & d'une
figure concave : elle est précedée de
symptômes plus ou moins violens de la
troisiéme espece d'ophtalmie , & l'on remarque que quand cette enflure de la
conjonctive de l'œil commence à paroître , les symptômes douloureux qui accompagnent l'inflammation , commencent à cesser , & peu après ils disparoif-
sent tout - à - fait.

CHAPITRE XLII.

Maladies de la Chambre anterieure de l'humeur aqueuse & de l'Iris.

QUand la matiere qui étoit renfermée dans la pellicule interne de la cornée dont j'ai parlé ci-deſſus, ſe fait paſſage dans la chambre anterieure de l'humeure aqueuſe, qu'elle eſt tombée ſur l'Iris, & que l'operation néceſſaire pour la faire ſortir n'eſt pas faite dans ſon tems ; elle occaſionnera une ulceration plus ou moins grande ſur les parties de l'Iris ſur leſquelles elle eſt placée, à proportion de la qualité de cette matiere, pour lors l'inflammation qui a accompagné cette maladie pendant que la matiere a été renfermée dans la pellicule de la cornée, devient ſi conſiderable, & les vaiſſeaux ſanguins de l'uvée ſi gonflés que la partie de l'Iris qui fait le moins de réſiſtance eſt obligée d'avancer vers la cornée ; & quand la quantité de cette matiere n'eſt pas aſſés conſiderable pour empêcher cette partie de l'Iris de s'approcher de la cornée, la matiere de

l'ulcere qui se trouve sur cette partie de
l'Iris doit communiquer ses effets à la
partie de la pellicule interne de la cornée, sous laquelle elle est placée. Voici
la raison pourquoi on trouve une liaison par la cicatrice entre quelques parties de la circonference de la prunelle
& la cornée, & dans un autre état de cette maladie où la matiere est assés considérable pour empêcher l'Iris d'approcher de la cornée. Alors le globe de
l'œil est devenu si plein que les nerfs de
l'organe immédiat de la vuë perdent leur
sensation par la violente compression du
contenu du globe. Voici la raison pourquoi la perte de la vuë suit si souvent
cette maladie, comme je le ferai voir
peus amplement dans la description que
je donnerai de ces maladies. A l'égard
de tous les autres changemens de situation dans l'Iris où elle se trouve attachée
à la cornée, & où le reste du globe de
l'œil conserve sa perfection naturelle, ce
sont ceux qui suivent une blessure faite
dans l'Iris avec un instrument pointu à
travers la cornée, ou bien ceux où le
changement de situation de l'Iris est
accompagné d'un changement   plus

ou moins confidérable dans fa figure, en conféquence d'un abcès dans les parties internes de l'uvée, & ce changement eft quelquefois fi confidérable qu'après avoir féparé fes parties les unes des autres, il les oblige à fe loger plus ou moins irregulierement au-deſſous de la cornée.

Quelquefois les parties qui environnent le milieu de la cornée perdent leur continuité, s'ouvrent & laiſſent fortir une partie de l'uvée plus ou moins irréguliere dans cette ouverture, & quelquefois la cornée fans être ouverte dans aucune de fes parties avance confiderablement & forme differentes élévations plus ou moins grandes & irrégulieres de tous côtés, & elle conferve toûjours dans chacune de ces élévations quelques parties de l'uvée.

La premiere de ces maladies, eſt quand 161 la matiere qui étoit renfermée dans la pellicule interne de la cornée, dont j'ai parlé ci-deſſus, s'eſt fait paſſage dans la chambre antérieure de l'humeur aqueuſe.

L'ulcere qui fuit l'action de cette ma- 162 tiere fur l'iris.

L'union de la cornée & de l'iris qui fuit 163
V iiij

cet ulcere ; dans cette maladie une petite
partie de l'iris aux environs de la circonférence de la prunelle se trouve attachée
à la cornée par une cicatrice, ce qui produit un changement dans la figure & situation de la prunelle, pendant que toutes
les autres parties du globe conservent
leur perfection naturelle.

164   L'union de la cornée & de l'iris ; dans
ce cas la partie de l'iris qui se trouve aux
environs de la prunelle se trouve attachée à la cornée , & toutes les autres parties du globe restent dans leur état naturel.

165   Cette union de l'iris & de la cornée est
quelquefois accompagnée d'une opacité
dans presque toute la premiere pellicule
de la cornée , & quand il arrive que cette
union de l'iris & de la cornée laisse libre
la partie de la prunelle qui est du côté de
l'autre angle , le malade alors voit assés
de ce côté-là pour distinguer certains objets.

166   L'union de l'iris & de la cornée qui suit
une blessure faite dans l'iris à travers la
cornée par un instrument pointu, differe
de toutes les autres en ce que quelques-
unes des parties ausquelles la blessure a
été faite , peuvent se joindre à la cornée ,

au lieu qu'après un ulcere il n'y a que les parties qui environnent la prunelle qui puiſſent le faire.

Maladie de la chambre anterieure de l'humeur aqueuſe, où la plus grande partie de l'humeur criſtalline dans ſon état mor-bifique ſort de ſa capſule & entre dans la chambre antérieure de l'humeur aqueu-ſe, pour avoir tenté mal-à-propos de l'abattre par l'opération ordinaire de la cataracte, lorſqu'elle avoit encore ſa fi-gure naturelle, & perdu fort peu de ſon diamétre. 167

Maladie de la chambre de l'humeur aqueuſe où pluſieurs parties de l'humeur criſtalline differentes les unes des autres dans leur figure & diamétre, ſortent de la capſule & entrent dans la chambre anté-rieure de l'humeur aqueuſe, pour avoir tenté mal-à-propos d'abattre par l'opé-ration ordinaire de la cataracte le criſtal-lin dans ſon état morbifique. 168

Maladie de la chambre antérieure de l'humeur aqueuſe où une certaine partie du criſtallin alteré d'une conſiſtence 169

semblable à celle du lait caillé, & d'u-
ne couleur quelquefois blanche, quelquefois jaunâtre, est sortie de la capsule & entrée dans cette chambre, après avoir tenté
mal à-propos d'abattre le cristallin dan-
son état morbifique par l'operationordi
naire de la cataracte.

170   Maladie de la chambre antérieure de
l'humeur aqueuse où on trouve une petite partie de la capsule du cristallin
flottant aux environs des parties antérieures de la prunelle, & ainsi placée
pour avoir abattu le cristallin morbifique par la maniere ordinaire.

171   Maladie de la chambre antérieure de
l'humeur aqueuse occasionnée par un
abcès dans l'uvée où une partie de la
matiere qui se trouve dans la chambre
postérieure de l'humeur aqueuse entre
dans la chambre antérieure.

172   Maladie où l'iris tremble au moindre
mouvement du globe; elle vient fort
souvent d'une blessure faite dans l'uvée,
pour avoir mal-à-propos tenté de faire
l'opération ordinaire de la cataracte dans

ce cas ; quand la vûë eft rétablie, ce qui arrive fort rarement a caufe de l'inflammation douloureufe qui fuit une pareille opération, elle eft toujours imparfaite, à moins que l'œil ne continuë de diriger fon axe vers l'objet & dans de certains dégrés de lumiere : la raifon eft que dans ce cas l'uvée ne conferve jamais le mouvement néceffaire au changement du diamétre de la prunelle convenable pour laiffer paffer fur l'organe immédiat de la vûë une certaine quantité de rayons. De plus, le mouvement perpétuel que l'iris donne à l'humeur aqueufe eft caufe que les rayons traverfent fort irrégulierement cette humeur, & que par conféquent les impreffions faites fur l'organe immédiat de la vûë font irrégulieres, & l'image de l'objet confufe.

Il y a une maladie où une partie de l'iris & de l'uvée eft déchirée de façon qu'elle laiffe une ouverture d'une figure & d'un diamétre fort irrégulier dans la chambre poftérieure de l'humeur aqueufe, cette maladie comme les autres a pour caufe un abfcès dans l'uvée. 173

Un coup violent fur une certaine partie du globe de l'œil, occafionne 174 une maladie dans laquelle toutes les parties de l'iris & de l'uvée se séparent des vaisseaux qui y sont attachez & tombent dans la partie inférieure de l'humeur vitrée. Dans ce cas, la moindre lumiere cause une peine insupportable au malade, jusqu'à ce que l'organe immédiat de la vûë ait perdu tout sentiment de lumiere.

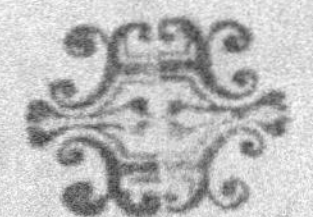

CHAPITRE XLIII.

Maladies des Chambres posterieures de l'humeur aqueuse & de l'uvée.

Aladie de la chambre posterieure de l'humeur aqueuse occasionnée par la sortie de l'humeur cristalline de sa capsule, & sa situation irréguliere immediatement derriere la partie de l'uvée qui se trouve aux environs
des bords internes de la prunelle, ce qui
vient d'avoir tenté mal à propos d'abatre
par l'operation ordinaire de la cataracte,
le cristallin morbifique quand il avoit sa
figure naturelle, & perdu fort peu de
son diamétre. 175

Maladie de la chambre posterieure de
l'humeur aqueuse où plusieurs petites
parties de l'humeur cristalline d'une figure & d'un diamétre irrégulier, sortent
de la capsule & se logent immédiatement
derriere la prunelle, & quelquefois dans
la prunelle même, pour avoir tenté mal-
à-propos d'abatre le cristallin morbifique 176

par l'opération ordinaire de la cataracte.

177   Maladie de la chambre posterieure de l'humeur aqueufe où une certaine partie du criftallin alteré d'une confiftence femblable à celle du lait caillé, & d'une couleur quelquefois blanche, ou quelquefois jaunâtre, fort de fa capfule & fe loge immédiatement derriere la prunelle & quelquefois dans la prunelle même, pour avoir tenté mal à propos d'abatre le criftallin morbifique par l'operation ordinaire de la cataracte.

178   Maladie de la chambre posterieure de l'humeur aqueufe où on trouve une petite partie de la capfule du criftallin flottant aux environs des parties posterieure ou interieure de la prunelle, ainfi logée pour avoir abattu le criftallin morbifique par l'operation ordinaire.

179   Maladie ou le criftallin eft devenu opaque, en conféquence d'un coup reçu fur l'œil & où il eft forti de fa capfule, & s'eft logé immédiatement aux environs des parties posterieures de la prunelle.

180   Un abcès dans l'uvée qui arrive quelquefois en conféquence d'une inflammation violente, mais plus ordinairement par une bleffure qui a été faite dans

quelqu'une de ſes parties , pour avoir tenté de faire l'opération ordinaire de la cataracte.

Un ulcere dans l'uvée & le ligament ciliaire , en conſéquence de cet abcès. 181

Un abcès dans le ligament ciliaire qui ſuit quelquefois d'un abcès dans l'uvée , mais plus ordinairement d'une bleſſure faite dans quelques-unes des parties du ligament ciliaire , pour avoir tenté de faire l'opération ordinaire de la cataracte. 182

Un abcès dans l'uvée qui occaſionne une maladie dans laquelle une certaine partie du bord de la prunelle ſe trouve entrelaſſée avec une autre , de façon que la prunelle perd conſidérablement de ſon diamétre , & que ſa figure devient très-irréguliere , & par conſéquent les fibres de l'iris aux environs de la prunelle dérangés à proportion. Dans ce cas l'iris conſerve ſa diſtance naturelle de la cornée , & toutes les autres parties du globe de l'œil leur perfection naturelle. 183

Un abcès qui occaſionne une autre maladie , dans laquelle une partie du bord de la prunelle eſt pareillement en- 184

trelassée avec une autre , & où la capsule du cristallin se trouve attachée aux
parties internes de la prunelle. Dans ce
cas l'ordre des fibres de l'iris aux environs de la prunelle est pareillement dérangé , & l'iris conserve sa distance ordinaire de la cornée , & toutes les autres parties du globe de l'œil leur perfection naturelle.

185. Maladie qui suit d'un abcès dans l'u-
vée quand les fibres qui forment le bord
de la prunelle se trouvent entrelassées
l'une dans l'autre , de façon que la
prunelle ne paroît plus. Les simptômes
qui précedent cette maladie , donnent
tout lieu de croire que la capsule du
cristallin conserve sa situation & sa perfection naturelle. Dans ce cas l'iris conserve sa distance ordinaire de la cornée , & l'ordre des fibres aux environs de
la prunelle est dérangé par proportion,
comme dans le cas précedent.

186. Maladie qui suit d'un abcès dans l'u-
vée quand les fibres qui forment le
bord de la prunelle se trouvent entrelas-
seés l'une dans l'autre , de façon que la
prunelle ne paroît plus. Les simptômes
qui précedent cette maladie, nous don-

nent

nent tout lieu de croire que la capfule du criftallin eft attachée aux parties poftérieures du milieu de l'uvée. Dans ce cas l'iris conferve fa diftance ordinaire de la cornée , & l'ordre des fibres de l'iris aux environs de fon milieu eft dérangé comme dans dans le cas précedent.

CHAPITRE XLIV.

Maladies particulieres aux parties anterieures de la Capfule du Criftallin.

UN petit abcès rempli de matiere 187, blanchâtre , qui fe trouve dans la partie anterieure de la capfule du criftallin , & qui change dans fa fituation & dans fon volume. On trouve quelquefois deux ou trois de ces petits abcés , fitués à une certaine diftance l'un de l'autre , & quelquefois il s'en trouve dans le milieu de cette capfule que l'on voit au travers de la prunelle. Cette maladie eft ordinairement précédée d'une inflammation.

X

188.   La cicatrice qui fuit cet abcês.

189.   Un petit épaiſiſſement plus ou moins étendu & d'une figure irréguliere, qui ſe trouve vers le milieu de la partie anterieure de la capſule, il n'excede jamais dans ſon plus grand diamétre un tiers de ligne. On remarque que cet épaiſiſſement commence par une petite pointe blanche extrémément mince, & qui rend les parties de la capſule qui ſont près de ſon milieu moins tranſparentes, que le reſte. On trouve auſſi quelquefois deux ou trois de ces petites opacités ſituées à une certaine diſtance l'une de l'autre, dans ce cas, le malade ne ſe plaint jamais d'aucune douleur ni dans la tête ni dans l'œil.

190.   Il y a une autre maladie, où on voit dans la capſule du criſtallin un petit épaiſiſſement, d'où part une quantité de petites opacités. qui quelquefois ſe trouvent ſuffiſamment attachées au bord interne de la prunelle, pour empêcher les changemens de ſon diamétre. On trouve auſſi quelquefois deux ou trois de ces petits épaiſiſſemens ſitués à une certaine diſtance l'un de l'autre vers le milieu de la capſule, & ils envoyent pareil-

lement de tous côtés de petites opacités en forme de rayons, dont plusieurs se joignent, & les autres s'attachent pareillement à la prunelle.

CHAPITRE XLV.

Maladies composées de la Cornée, de l'Iris, de l'Uvée, & de la Capsule du Cristallin.

IL y a une maladie qui vient d'un abcès dans l'uvée, où certaines parties du bord de la prunelle sont entrelacées les unes dans les autres, de façon que la prunelle perd considérablement de son diamétre. Les parties de l'uvée qui forment le bord interne de la prunelle se trouvent attachées de tout côté avec la capsule, & les parties anterieures de cette prunelle se trouvent attachées à la cornée; mais à proportion que cette union avec la cornée approche de sa circonference, l'ordre naturel des fibres de l'iris qui sont aux environs de cet attachement, est plus ou moins irregulier. Dans ce cas, la cap-

191.

fule du criftallin, & par conféquent le criftallin même eft toûjours immédia-tement au deffous de la partie de l'iris, où étoit la prunelle.

192.   Il y a une maladie qui vient d'un abcès dans l'uvée, quand les fibres qui forment le bord de la prunelle fe trouvent entrelaffées l'une dans l'autre de façon que la prunelle ne paroît plus. Les fimptômes qui précedent cette maladie nous donnent tout lieu de croire que la capfule & le criftallin confervent leur tranfparence naturelle. Les parties de l'uvée qui forment le bord antérieur de la prunelle fe trouvent attachées à la cornée, & à proportion que cette union avec la cornée approche de fa circonférence, l'ordre naturel des fibres de l'iris aux environs de cet attachement eft plus ou moins irrégulier. Dans ce cas la capfule & le criftallin par conféquent confervent à peu près leur fituation naturelle.

193.   Une maladie qui vient d'un abcès dans l'uvée quand les fibres qui forment le bord de la prunelle fe trouvent entrelaffées les unes avec les autres de façon que la prunelle ne paroît plus. Les

simptômes qui précédent cette maladie, nous donnent tout lieu de croire
que la capsule du cristallin est attachée aux environs des parties postérieures de l'uvée, & que les parties de
l'uvée qui forment le bord antérieur de
la prunelle se trouvent attachées à la
cornée. A proportion que cette union
avec la cornée approche de sa circonférence, l'ordre naturel des fibres de
l'iris aux environs de cet attachement
est plus ou moins irrégulier. Dans ce
cas la capsule du cristallin, & par conséquent le cristallin même, reste immédiatement au-dessous de la partie de l'iris où étoit la prunelle.

La cornée & l'uvée souffrent quelque   194.
fois un tel changement dans leur figure
& dans leur situation, qu'il y a une certaine partie de l'uvée plus ou moins irregulierement étenduë vers le milieu
de la cornée, & toutes les autres parties
de l'uvée sont situées plus ou moins irregulierement, immédiatement au dessous
des autres parties de la cornée.

Il y a une autre espece de cette ma-   195.
ladie, où la cornée reste entiere, mais
dans de petites élevations plus ou moins

grandes qu'elle a de differens côtés ;
elle reçoit une certaine partie de l'uvée,
dont tout le reste est au dessous des
autres parties de la cornée.

196.   Il y a une troisiéme espéce de cette
maladie, où la cornée reste pareillement
toute entiere, mais elle devient plus élevée & sa surface plus ou moins irreguliere. Elle reçoit au dessous de sa partie
interne differentes parties de l'uvée, qui
alors a ses parties placées beaucoup plus
irregulierement que dans le cas précédent.

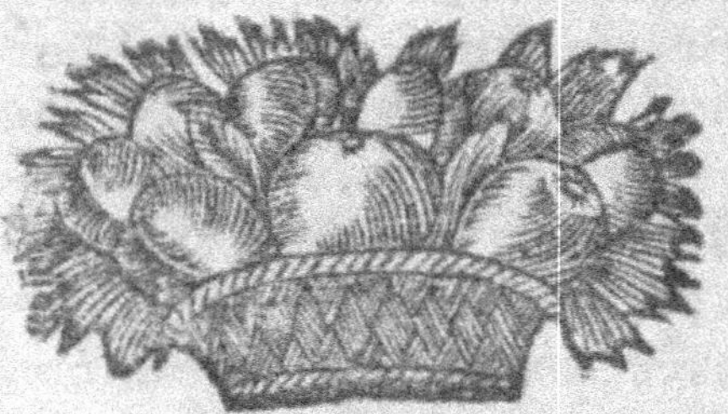

CHAPITRE XLVI.

Maladies de l'humeur criſtalline, où ſon volume diminuë.

PAR la premiere eſpéce de ces ma- 197.
ladies, j'entens une alteration mor-
biſique du criſtallin, où il eſt devenu
opaque & où la capſule conſerve ſa
tranſparence ; dans l'état extrême de
cette alteration, le criſtallin conſerve
ſa figure, ſon volume diminuë, ſon opacité eſt égale & ſa couleur plus ou moins
bleuâtre ; la prunelle conſerve ſon mouvement naturel, & le malade une capacité de voir l'ombre & la couleur de
tous les objets, & de diſtinguer quoiqu'-
imparfaitement la figure de quelques-uns
quand ils ſont dans une ſituation oblique,
mais il ne peut diſtinguer ni leur couleur
ni leur ombre, quand ils ſont placés
dans une ligne perpendiculaire à l'axe de
ſon œil. Le progrès de cette maladie eſt
de quelque mois, & dans certains tem-
perammens il eſt de deux ou trois années;
pendant tout ce tems-là, le malade ne

sent aucun mal ni dans la tête ni dans
l'œil, mais il voit les objets de jour en jour
moins distinctement dans une ligne perpendiculaire à l'axe de son œil, & plus
en plus distinctement l'ombre, la couleur,
& la figure de ces mêmes objets, quand
ils sont situés obliquement, jusqu'à ce
que cette maladie soit dans son état extrême. La raison est que les rayons qui
passent entre la prunelle & la circonference du cristallin dans le progrès de
cette maladie, sont moins nombreux que
ceux qui passent par la même voye dans
l'état extrême, parce que le volume du
cristallin devenant alors un peu plus
petit qu'il n'étoit dans le progrès de ces
maladies, il s'éloigne nécessairement de
la prunelle, & par conséquent donne le
passage à plus de lumiere.

198.　　Par la seconde espece de ces maladies,
j'entens une altération morbifique du
cristallin où il est devenu opaque & où
la capsule conserve sa transparence;
dans l'état extrême de cette altération,
le cristallin perd de sa figure & un peu
plus de son volume, que dans le cas précedent; son opacité est plus ou moins inégale, & sa couleur est plus ou moins gri-

sâtre, la prunelle conserve son mouvement naturel, & le malade une capacité
de voir non-seulement l'ombre & la couleur de tous les objets, mais de distinguer
facilement la figure de plusieurs quand
ils sont placés dans une situation oblique,
mais il ne peut distinguer ni leur couleur
ni leur ombre quand ils sont placés dans
une ligne perpendiculaire à l'axe de son
œil. Le progrès de cette maladie est ordinairement de deux ou trois mois, & dans
quelques tempéramens il est de plus de
huit ou dix mois. Pendant tout ce tems-là
le malade ne sent aucun mal ni dans la
tête ni dans l'œil, mais il voit les objets de
jour en jour plus indistinctement quand
ils sont placés dans une ligne perpendiculaire à l'axe de son œil, & de jour en
jour il voit plus distinctement que dans
le cas précédent l'ombre, la couleur,
& la figure des objets quand ils sont situés
obliquement jusqu'à ce que cette maladie soit dans son état extrême.

Par la troisiéme espece de ces maladies, j'entens une altération morbifique
du cristallin où il est devenu opaque pendant que la capsule conserve sa transparence: dans l'état extrême de cette altéra-

tion, le criftallin perd de fa figure & plus
de fon volume, que dans le cas précédent, fon opacité eft égale, fa couleur eft
bleuë & toute fa furface paroît polie ; la
prunelle conferve fes mouvemens naturels & le malade une capacité de voir
non-feulement l'ombre & la couleur de
tous les objets, mais de les diftinguer
plus parfaitement que dans le cas précédent quand ils font placés dans une fituation oblique, mais quand ils font placés
dans une ligne perpendiculaire à l'axe de
fon œil, il ne peut diftinguer ni leur
couleur ni leur ombre. Le progrès de
cette maladie eft ordinairement de huit
ou neuf mois, & dans quelques temperamens il eft de plus d'un an. Pendant ce
tems-là le malade ne fent aucun mal ni
dans la tête ni dans l'œil, mais il voit de
jour en jour plus indiftinctement les objets placés dans une ligne perpendiculaire à fon axe, & plus diftinctement l'ombre, la couleur, & la figure de ceux qui
font placés obliquement.

200.   Par la quatriéme efpece de ces maladies, j'entens une altération morbifique
du criftallin où il eft devenu opaque pendant que la capfule conferve fa tranfpa-

rence, cette maladie affecte quelquefois
les enfans dans leur naiſſance, & quelquefois dans un âge plus avancé ; dans l'état
extrème de cette alteration le criſtallin
perd de ſa figure & beaucoup plus de ſon
volume, que dans l'état precedent; ſon
opacité eſt plus inégale & ſa couleur eſt
griſâtre, quelquefois il a dans ſon milieu
une couleur griſâtre, & dans tous ſes environs une couleur de perle plus ou moins
irréguliere, le tout accompagné quelquefois d'un petit épaiſſiſſement d'une couleur
blanchâtre aux environs du milieu de la
capſule ; dans ce cas la prunelle conſerve
ſes mouvemens naturels, & le malade
une capacité de voir non-ſeulement l'ombre & la figure des objets, mais quelquefois aſſez pour lire quand les objets
ſont placés dans une ſituation oblique, & quand ils ſont placés dans
une ligne perpendiculaire à l'axe de ſon
œil, il ne peut diſtinguer ni leur couleur ni leur figure ; cette maladie aflige
ordinairement ceux qui voyent de près
dès leur naiſſance , ſon progrès eſt
de ſept ou huit mois, & dans quelques
temperamens de plus d'un an ; pendant
tout ce tems-là le malade ne ſent aucun

mal ni dans la tête ni dans l'œil, mais de
jour en jour il voit plus indistinctement
les objets placés dans une ligne perpendiculaire à l'axe de son œil, & de jour en
jour il voit aussi plus distinctement les
objets placés obliquement.

201. Par la cinquiéme espéce de ces maladies, j'entens une alteration morbifique du cristallin, où il est devenu opaque, pendant que la capsule conserve sa
transparence: dans l'état extréme de cette alteration, le cristallin perd sa figure
& beaucoup de son volume, son opacité
est inégale, sa consistance très-dure, sa
couleur blanchâtre, & il change de situation suivant les mouvemens du globe de
l'œil. Cette maladie vient ordinairement
d'un coup reçû sur la cornée, qui est
suivi d'une inflammation violente ; après
qu'elle est passée, on trouve la prunelle
immobile & l'organe immediat de la vûe
privé de tout sentiment de lumiere en
conséquence de la pression du contenu
du globe.

202. Par la sixiéme espéce de ces maladies, j'entends une alteration du cristallin, où il est devenu opaque, après
être sorti de sa capsule & tombé dans la

chambre poſterieure de l'humeur aqueuſe, en conſéquence d'un coup reçû ſur
la cornée, & cette opacité du criſtallin
paroît immédiatement après que l'inflammation eſt paſſée. Dans ce cas, ſon
volume eſt moins diminué que dans le
cas précedent, ſon opacité eſt inégale, ſa
conſiſtence un peu dure & d'une couleur
blanchâtre : dans ce cas, le criſtallin eſt
logé dans la partie inferieure de la chambre poſterieure de l'humeur aqueuſe,
ou quelquefois il s'attache à l'uvée même, & quelquefois à proportion de ſa
groſſeur, il fait avancer la partie de l'u-
vée ſur laquelle il eſt placé vers la cornée, la prunelle eſt immobile & l'organe immediat de la vûë eſt comme dans
le cas précédent inſenſible à la lumiere.

Par la ſeptiéme eſpéce de ces maladies, j'entends celle qui a pour cauſe,
comme la précédente, un coup ſur la cornée, où le criſtallin a beaucoup perdu de
ſon volume, & eſt devenu dur & opaque, & où il eſt non-ſeulement ſorti de
ſa capſule, mais où il eſt attaché aux
environs des parties de l'uvée, qui forment le bord interne de la prunelle,
pour lors la figure de la prunelle eſt de-

203.

venuë fort petite & plus ou moins irreguliere par l'alteration qui arrive dans
l'uvée, en conféquence de l'inflammation qui accompagne cette maladie.

204.   Par la huitiéme efpéce de ces maladies, j'entens une alteration morbifique dans le criftallin, où il eft dans quelques-unes ou dans toutes les parties devenu opaque & fa capfule auffi ; dans l'état
extrême de cette alteration, la capfule
conferve fa figure, fon diamétre & fa
plenitude naturelle, fon opacité eft inégale, la confiftence femblable à celle de
la crême, & fa couleur blanche, quelquefois elle eft d'une confiftence encore
plus dure & d'une couleur plus ou moins
jaunâtre. La prunelle conferve fes mouvemens naturels, & le malade a une capacité de voir l'ombre & la couleur de
tous les objets, quand ils font placés
obliquement, mais il ne peut diftinguer
ni leur couleur ni leur figure, quand ils
font placés dans une ligne perpendiculaire à l'axe de fon œil. Le progrès de
cette maladie eft quelquefois de deux
ou trois mois, & dans quelques temperamens il eft de fept ou huit ; pendant
tout ce tems, le malade ne fent aucun

mal ni dans la tête ni dans l'œil.

Par la 9me espéce de ces maladies, j'entens une alteration morbifique du cristallin, où il est devenu opaque aussi-bien que sa capsule dans toutes ses parties. Dans l'état extrême de cette alteration, la capsule conserve sa figure, son diamétre & sa plenitude naturelle, & le cristallin est changé en une matiere qui a quelque ressemblance dans sa consistence, au lait caillé, sa couleur est d'un blanc semblable à celui d'une perle & quelque fois un peu plus brun, la prunelle conserve ses mouvemens naturels & le malade une capacité de voir l'ombre & la couleur de tous les objets placés obliquement, mais il ne peut distinguer ni leur couleur ni leur ombre, lorsqu'ils sont placés dans une ligne perpendiculaire à son axe. Le progrès de cette maladie est de huit ou dix mois, & dans certains temperamens il est quelquefois de deux ou trois ans ; pendant tout ce tems-là, le malade ne sent aucun mal à la tête ni à l'œil.

Par la dixiéme espéce de ces maladies, j'entens une alteration morbifique de l'humeur cristalline, où elle est devenuë

205.

206.

opaque, accompagnée d'une opacité de toutes les parties de la capsule : & dans l'état extrême de cette alteration, la capsule conserve sa figure, son diamétre & sa plenitude naturelle, & le cristallin est changé en une matiere semblable à une matiere purulente plus ou moins épaisse, sa couleur est quelquefois blanchâtre, & quelquefois plus ou moins jaune ; la prunelle conserve ses mouvemens naturels, & le malade une capacité de voir l'ombre & la couleur de tous les objets placés obliquement, mais il ne peut distinguer ni leur couleur ni leur ombre, lorsqu'ils sont placés dans une ligne perpendiculaire à son axe. Le progrès de cette maladie est de huit ou dix mois, & dans certains temperamens il est quelquefois de deux ou trois ans.

Chap.

CHAPITRE XLVII.

Maladies de l'humeur cristalline où son volume est augmenté.

207. **P**Ar la onziéme espece de ces maladies, j'entens une alteration morbifique du cristallin où il est devenu opaque , & où dans l'état extrême de cette alteration il se répand une opacité sur toutes les parties de sa capsule. Dans ce cas, le volume du cristallin est si augmenté qu'il remplit la partie de la chambre posterieure de l'humeur aqueuse qui est derriere le bord externe de la prunelle , il est placé immédiatement derriere la prunelle : son opacité est égale , sa couleur plus ou moins bleuâtre , la prunelle conserve ses mouvemens naturels , & le malade une capacité de voir les couleurs , & quelquefois l'ombre de certains objets quand ils sont placés dans une situation oblique ; mais il ne peut distinguer ni la couleur ni l'ombre de ceux qui sont placés dans une ligne perpendiculaire

Y

à l'axe de son œil ; le progrès de cette maladie est ordinairement de deux ou trois mois , & quelquefois dans de certains temperamens. Pendant tout ce tems-là le malade sent de la douleur aux environs de la tête & de l'œil, & à mesure qu'il perd sa vûë cette douleur augmente. Pendant tout le p rogrès de cette maladie il voit de jour en jour plus indistinctement les objets placés dans une ligne perpendiculaire à son axe ; mais il aperçoit beaucoup plus distinctement l'ombre & la couleur des objets placés obliquement , jusqu'à l'état extrême de cette maladie ; la douleur qu'il souffre dans ce cas , est occasionnée par la plénitude du globe , en conséquence de l'augmentation du diamétre du cristallin , comme je l'ay fait voir dans mes descriptions des maladies de l'organe immédiat de la vûë ; c'est aussi ce qui l'empêche de distinguer les objets qui sont situés dans la ligne perpendiculaire à l'axe , parce que le cristallin devenant plus gros & étant plus près de la prunelle , il nuit au passage des rayons , entre sa circonference , & celle de la prunelle.

208. La douziéme espece de ces mala-

dies, j'entens une alteration morbifique
du cristallin où il est devenu opaque, aussi bien que toutes les parties de sa capsule : dans l'état extrême de cette alteration le diamétre du cristallin conserve
sa figure, & il est si augmenté, que non-
seulement il remplit la partie de la chambre posterieure de l'humeur aqueuse
qui se trouve vers le bord interne de la
cornée ; mais qu'il comprime les parties
de l'uvée, & fait avancer la prunelle tant
soit peu vers la cornée ; son opacité est
égale, & sa couleur plus ou moins semblable au verd de mer, la prunelle est immobile, son diamétre plus grand que
dans son état sain, & l'organe immédiat
de la vûë est insensible à la lumiere.
Le progrès de cette maladie est ordinairement de cinq ou six mois, & de
neuf ou dix dans quelque tempéra-
ment. Pendant tout ce tems-là le malade
voit les objets également imparfaits dans
toutes leurs parties, & cette imperfection
de sa vûë est accompagnée de douleurs
plus ou moins violentes dans les differentes parties de la tête ou au fond du globe. Cette douleur s'augmente à mesure
que sa vision s'obscurcit jusqu'à ce que

l'œil soit tout à-fait insensible à la lumiere, & dans un autre état de cette
maladie le volume du cristallin est si fort
augmenté qu'il pousse tout près de la
cornée , les parties du l'uvée qui se trouvent aux environs de la prunelle derriere laquelle il est placé : Quelquefois
la prunelle se dilate d'un diamétre suffisant pour laisser passer plus ou moins des
parties du cristallin , comme j'ay déja remarqué dans mes descriptions des maladies de l'organe immédiat de la vûë.
On observe que pendant tout le progrés
de cette maladie le cristallin change de
couleur , qu'il devient plus ou moins
blanc , & que la douleur de la tête aux
environs du globe de l'œil cesse en même tems que l'augmentation du diamétre
du cristallin.

209. Par la treiziéme espece de ces maladies , j'entens une altération morbifique du cristallin où il devient opaque
en conséquence d'un coup sur la cornée. Dans ce cas quand l'inflammation
est passée on trouve le volume du cristallin augmenté & placé sous les parties de
l'uvée vers le bord interne de la prunelle, il fait avancer la prunelle tant soit

peu vers la cornée, son opacité est égale, & sa couleur approche du bleu. La prunelle est immobile , son diamétre plus grand que dans son état sain , & l'œil est insensible à la lumiere.

210. Par la quatorziéme espece de ces maladies, j'entens une alteration morbifique du cristallin ou il devient opaque & qui afflige les vieillards ; son diamétre est augmenté & placé comme dans le cas précedent sur les parties internes de la prunelle. Son opacité est égale & sa couleur approche plus ou moins du verd de mer. La prunelle est immobile ; son diamétre plus grand que dans son état sain , & l'œil est insensible à la lumiere , le progrès de cette maladie est ordinairement de quelques années , pendant tout ce tems-là le malade ne sent point de mal , ni dans la tête ni dans l'œil , & voit de tems en tems indistinctement , sans remarquer aucune difference dans sa vûë , dans quelque situation que soit l'objet.

CHAPITRE XLVIII.

*Maladies de l'organe immédiat de la vûë,
ou maladies de la* rétine, *de la choroïde, de l'uvée, & du nerf optique,
qui dans leur etat extrême ne font
point perdre au malade tout fentiment
de lumiere.*

LE nombre, le diamétre & la fituation des vaiffeaux fanguins
qui fe trouvent dans la choroïde, dans
la rétine & aux environs du nerf optique, n'étant pas les mêmes dans tous les
yeux, il eft facile de concevoir comment
il arrive quelquefois qu'une perfonne qui
s'applique à la lecture, ou à quelques
ouvrages qui demandent beaucoup d'attention, peut voir les mouches volantes
pendant toute fa vie, fans avoir aucune
autre alteration dans fa vûë, la caufe de
ces mouches volantes, n'étant autre chofe qu'une dilatation des arteres de l'organe immédiat de la vûë au delà de leur
diamétre naturel par quelques caufes
que ce puiffe être; ce qui empêche l'i-

mage de l'objet d'être peinte fur cet organe de la maniere convenable pour la
vifion.

Mais quand on n'a jamais obfervé ces
Mouches volantes qu'après s'être appliqué beaucoup à la lecture ou à quelques
ouvrages qui demandent beaucoup d'ap-
plication, l'on s'apperçoit que de tems en
tems le nombre, la fituation, le diamétre & l'opacité de ces Mouches volantes
augmentent, & que pendant ce changement on ne voit pas diftinctement les
points des objets qui paroiffent entre ces
Mouches, on doit en attendre des fuites
très-fâcheufes. Ce qui eft fort aifé à concevoir, en faifant attention à ce que j'ai
dit dans mon Traité fur ce fujet, & parmi les queftions fur le fiége de l'organe
immédiat de la vûë, où j'ai fait voir
qu'une augmentation des arteres qui fe
trouvent aux environs des nerfs optiques, ne peut pas arriver fans détruire à proportion la fenfation de toutes les
fibres nerveufes qui vont à la rétine, à la
choroïde & à l'uvée; cela me conduit
aux maladies qui font occafionnées par
une augmentation contre nature du diametre des arteres qui fe trouvent dans

Y iiij

la rétine, dans la choroïde & dans l'uvée, & à celles qui sont occasionnées par un changement dans les arteres, qui se trouvent aux environs du nerf optique même.

211. J'appelle premiere espéce de ces maladies, le cas où le malade voit des mouches volantes, dont le nombre, le diamétre, la situation & l'opacité changent de jour en jour : où pendant ces changemens il ne voit pas distinctement les points de l'objet, qui paroissent entre ces mouches volantes, dont le nombre diminue à proportion que ces points paroissent de plus en plus indistincts : celles qui restent alors sont moins visibles qu'auparavant, & par dégrés elles disparoissent tout-à-fait jusqu'à ce que le malade perde tout sentiment de lumiere.

212. La seconde espece de ces maladies est lorsque le malade se plaint de voir les objets indistinctement, & que cette imperfection de sa vûë augmente de jour en jour, jusqu'à ce qu'elle soit tout-à-fait éteinte. Dans ce cas le progrès de la maladie dure toûjours plusieurs mois sans que le malade voye aucunes mouches

volantes, & fans qu'il fente aucune douleur dans la tête ni dans l'œil. On doit remarquer que dans ce cas fi le malade ne
voit pas de mouches volantes , ce n'eft
pas parce que les arteres de l'organe
immédiat de la vûë n'ont pas fouffert une
pareille dilatation que dans le cas précedent ; mais parce que leur diamétre
naturel n'eft pas fi grand dans l'état extrême de cette maladie , l'Iris conferve
fa fituation naturelle , la prunelle refte
immobile , & fon diametre plus large
que dans fon état fain.

2 1 3. La troifiéme efpece de ces maladies eft lorfque le malade commence à
voir indiftinctement, & que cette imperfection de fa vûë augmente de jour
en jour , jufqu'à ce qu'elle foit entierement éteinte. Dans ce cas l'Iris perd par
dégré fa fituation , de façon que dans
l'état extrême la prunelle eft avancée
vers la cornée , & pendant le progrès
de la maladie qui dure quelque mois,
la prunelle perd fon mouvement ; &
quand l'œil a perdu tout fentiment de
lumiere , elle refte immobile avec un
diamétre moins grand qu'il n'étoit , pendant que l'œil étoit en fanté ; dans ce

cas aussi le malade ne voit point de mouches volantes, ne sent point de douleur,
& l'axe de son œil conserve sa transparence ordinaire.

214. J'appelle quatriéme espece de ces
maladies le cas où le malade perd sa vûë
tout d'un coup sans avoir senti aucun
mal, ni dans la tête ni dans l'œil, & où
la prunelle reste immobile & l'axe de
l'œil transparent.

215. La cinquiéme espece de ces maladies, est celle qui est accompagnée
d'une olphtalmie violente, soit en conséquence d'une blessure des nerfs ciliaires, ce qui arrive fort souvent dans
l'operation ordinaire de la cataracte, soit
en conséquence de quelque abcès ou
ulcere dans la cornée ou dans la chambre aqueuse, quelque cause qu'il puisse y avoir. Dans ce dernier cas la matiere qui se trouve dans les chambres
aqueuses formant une plenitude contre
nature, est suffisante sans l'inflammation
qui l'accompagne, pour détruire la sensation de l'organe immédiat de la vûë,
parce qu'il est alors fort comprimé par
le contenu du globe.

216. La sixiéme espece de ces mala-

dies est celle qui est toûjours accompagnée d'une opacité & d'une augmentation du volume du cristallin : dans ce cas
à proportion que le volume du cristallin
augmente, le malade sent de la douleur
à la tête & aux environs du globe de
l'œil, d'où il s'ensuit que le contenu du
globe comprime tant sur l'organe immédiat de la vûë, que non-seulement
les fibres nerveuses souffrent en conse-
quence de cette compression, mais que le
sang étant alors arrêté dans son passage
à travers de l'organe immédiat de la vûë,
les arteres des environs des nerfs optiques d'où ces vaisseaux sont continués,
deviennent si dilatés que l'augmentation
de leur diamétre produit les mêmes effets, par rapport aux nerfs qui vont à
l'organe immédiat de la vûë, que dans
la premiere espece de ces maladies. Voici la raison pour quoi une augmentation
contre nature de la plenitude du globe produit dans si peu de tems la perte
de la vûë, ce qui paroît encore plus
évident dans le cas suivant.

217. La septiéme espece de ces maladies est celle qui suit un coup reçû sur
l'œil dans une ligne perpendiculaire à la

cornée , comme il est arrivé plusieurs
fois dans les jeux de paume ; dans ce
cas le contenu du globe comprimé subitement sur l'organe immédiat de la
vûë , produit dans le moment les mêmes
effets qui n'étoient arrivés que par dégrés
dans le cas précedent. L'inflammation ,
qui dans ce cas est toûjours fort legere ,
étant passée , on trouve la prunelle immobile & plus dilatée qu'avant cet accident.

218. La huitiéme espéce de ces maladies , est celle qui afflige les enfans dés
leur naissance ; cela arrive en conséquence de la conformation naturelle du
cerveau, ou par quelque dérangement
qui s'y fait lorsqu'ils viennent au monde.
Dans ce cas-là , si on examine les prunelles en frottant dans la maniere ordinaire les paupieres superieures sur le
globe de l'œil , on trouve qu'elles conservent ses mouvemens naturels comme
dans un œil sain , mais par l'action de la
lumiere , elles ne souffrent aucun changement.

219. La neuviéme espéce de ces maladies , est celle , où le malade perd sa vûë
tout d'un coup dans une apoplexie ; dans

ce cas en examinant la prunelle comme
dans le cas précedent , on voit qu'elle
conserve ses mouvemens comme dans
un œil sain , mais son diamétre ne souffre
pas aucun changement par l'action de
la lumiere.

220. La dixiéme espece de ces maladies , est celle qui vient pendant le progrès d'une fievre inflammatoire. Dans
ce cas , la vûë s'éteint tout-à-fait quand
la fiévre cesse ; ici , comme dans le cas
précedent , on trouve que la prunelle a
ses mouvemens comme dans un œil
sain si on examine les paupieres de la
maniere ordinaire ; mais elle ne souffre
point de changement par l'action de la
lumiere.

221. La onziéme espece de ces maladies , est celle, où une femme perd la vûë
tout d'un coup après une perte de sang ,
& quelquefois un homme après avoir été
trop saigné , comme j'en ai vû plusieurs
exemples ; dans ce cas comme dans le
précédent , sa vûë est tout-à-fait éteinte ,
& on trouve par la même experience, que
la prunelle a son mouvement comme
dans un œil sain.

222. La douziéme espéce de ces mala-

dies, est celle, où le malade perd sa vûë tout d'un coup après un coup violent reçû sur la tête, dans ce cas, comme dans le précedent, la vûë est tout-à-fait éteinte, & on trouve par la même experience que la prunelle a ses mouvemens comme dans un œil sain.

223. La treiziéme espece de ces maladies, est celle qui vient d'une hydropisie du cerveau, dans ce cas le malade voit confusément les objets & se plaint d'un mal de tête. Cette imperfection de la vision, & ce mal de tête augmente de jour en jour, jusqu'à ce que sa vûë soit tout-à-fait éteinte ; ici, comme au cas précedent, on trouve par la même experience que la prunelle conserve ses mouvemens comme dans un œil sain.

224. La quatorziéme espece de ces maladies, est celle qui afflige les vieillards: elle est toûjours accompagnée d'une augmentation du cristallin ; dans ce cas les symptômes sont à peu près les mêmes que dans la sixiéme espéce, mais le progrés est beaucoup plus lent, & le malade ne sent point de douleur.

225. La quinzieme espéce de ces maladies, est celle où le malade voit indif-

ftinctement d'un côté , & très-diftinctement de l'autre , de jour en jour fa vûë
diminuë du même côté jufqu'à ce qu'elle
foit tout-à-fait éteinte commençant par
un côté & continuant jufqu'à l'autre , ce
qui fe fait par un exoftofe qui comprime
une certaine partie du nerf optique &
ceux qui vont à la choroïde, à la rétine &
à l'uvée, & comme l'exoftofe augmente
dans fon volume , il doit comprimer de
plus en plus les nerfs optiques & ceux
qui lui font contigues jufqu'à ce que la
vûë foit tout-à-fait éteinte. Si un exoftò-
le dans le trou optique n'eft pas la caufe de cette maladie , il fera fort difficile
& peut - être impoffible de concevoir
comment le malade perd la vûe , commençant par un côté , & continuant
jufqu'à l'autre.

226. La feiziéme efpéce de ces maladies, eft celle qui vient d'un changement
contre nature dans le cerveau, aux environs de l'origine des nerfs qui vont à l'organe immédiat de la vûe , & qui n'afflige
jamais qu'un œil. Le malade perd la vûë
tout d'un coup fans fentir aucun mal
dans la tête ni dans l'œil. Dans ce cas,
en examinant la prunelle de la maniere

ordinaire on trouve qu'elle a ses mouvemens comme dans un œil sain, quoiqu'elle ne souffre aucun changement dans les
differens dégrés de lumiere.

227. La dix-septiéme espece de ces
maladies, est celle qui vient d'un changement contre nature dans le cerveau,
aux environs de l'origine des nerfs qui
vont à l'organe immédiat de la vûë,
& qui n'afflige jamais qu'un œil ; le
malade perd sa vûë tout d'un coup a-
près avoir senti un mal très-violent
dans la tête vers le front à côté de l'œil
malade : dans ce cas, on trouve par
la même experience un pareil changement dans le diamétre de la prunelle.

228. La dix-huitiéme espéce de ces
maladies, est celle qui vient d'un changement contre nature dans une pareille
partie du cerveau, & qui n'afflige jamais qu'un œil ; le malade voit indistinctement les objets, & cette confusion
dans la vision augmente de jour en jour,
jusqu'à ce que sa vûë soit tout-à-fait
éteinte, ce qui arrive en plusieurs
mois

mois fans que le malade fente aucun
mal, ni dans la tête, ni dans l'œil, & on
truve par la même expérience que le
même changement arrive dans le diamétre de la prunelle.

229. La dix neuviéme efpéce de ces
maladies, eft celle qui vient d'un changement contre nature, dans la même partie du cerveau , & qui n'afflige jamais
qu'un œil, le malade fe plaint de voir indiftinctement les objets, & cette confufion dans la vûë s'augmente de jour en
jour , jufqu'à ce qu'elle foit entierement
éteinte, dans ce cas, le malade fent dans
la tête du côté de l'œil affl gé une douleur violente , qui cefle , quand l'œil n'eft
plus fenfible à la lumiere : on trouve par
la même experience un pareil changement dans le diamétre de la prunelle.

230. La vingtiéme efpéce de ces maladies , regarde les jeunes femmes ; elle
vient d'un changement contre nature
aux environs de l'origine des nerfs , qui
vont à l'organe immédiat de la vûë , &
elle n'afflige jamais qu'un œil. La malade
perd fa vûë tout d'un coup fans fentir
aucun mal ni dans la tête ni dans l'œil,
& en examinant la prunelle de la manie-

Z

re ordinaire, on trouve que la prunelle a ſes mouvemens, comme dans un œil ſain, quoiqu'elle ne ſouffre aucun changement dans les différens dégrés de lumiere. On remarque, que dans ce cas, ſi on ferme la prunelle de l'œil ſain, alors la prunelle de l'œil malade ſe dilate ſubitement, & ſon diamétre devient deux fois plus grand que dans la lumiere ordinaire, mais elle redevient pareille à celle de l'œil ſain, auſſi-tôt qu'on permet à cet œil ſain de recevoir la lumiere.

231. La vingt-uniéme eſpece de ces maladies, regarde auſſi les jeunes femmes, elle vient d'un changement contre nature aux environs de l'origine des nerfs qui vont à l'organe immédiat de la vûë, & n'afflige jamais qu'un œil. La malade perd ſa vûë tout d'un coup après avoir ſenti des douleurs très-violentes dans la tête vers le front à côté de l'œil malade, comme dans le cas précedent ; on trouve par la même experience, le même changement dans le diamétre de la prunelle.

232. La vingt-deuxiéme eſpece de ces maladies regarde encore les jeunes femmes ; elle vient d'un changement contre nature aux environs de l'origine des

nerfs qui vont à l'organe immédiat de la vûe, & n'afflige jamais qu'un œil, la malade voit indistinctement les objets, & cette confusion dans la vûë augmente de jour en jour jusqu'à ce qu'elle soit tout-à-fait éteinte, ce qui ne se fait qu'en plusieurs mois sans que la malade sente aucun mal, ni dans la tête ni dans l'œil, & on trouve par la même experience le même changement dans le diamétre de la prunelle.

233. La vingt-troisiéme espece de ces maladies est celle qui vient d'un changement contre nature aux environs de l'origine des nerfs qui vont à l'organe immédiat de la vûë ; elle n'afflige jamais qu'un œil & toûjours dans les jeunes femmes. La malade se plaint de voir indistinctement, & cette confusion dans sa vûe augmente de jour en jour, jusqu'à ce qu'elle soit entierement éteinte : dans ce cas, la malade sent dans la tête du côté de l'œil affligé des douleurs très-violentes qui cessent, quand l'œil n'est plus sensible à la lumiere, on trouve par la même experience le même changement, de la prunelle que dans le cas precedent.

Z ij

CHAPITRE XLIX.

Maladies de l'organe immédiat de la vûë,
ou maladies de la rétine, de la choroïde
& du nerf optique, qui dans leur état
extrême ne font point perdre au malade
tout sentiment de lumiere.

234. LA premiere espéce de ces maladies, est celle qui afflige les enfans dès leur naissance, en conséquence de la conformation naturelle du cerveau ou par quelque dérangement qui se fait lorsqu'ils viennent au monde, aux environs de l'origine des nerfs qui vont à la choroïde & à la rétine, & où les fibres nerveuses de l'organe immédiat de la vûë sont changées de façon que le malade ne peut pas exposer son œil au dégré ordinaire de la lumiere, sans une douleur considérable qui l'oblige à rester toûjours dans l'obscurité.

235. La seconde espéce de ces maladies est celle qui vient d'un changement contre nature aux environs de la même partie du cerveau, & où les fibres nerveu-

fes de l'organe immédiat de la vûë font changées de façon que le malade ne peut pas diftinguer les objets fans une lumiere plus grande que la lumiere ordinaire.

236. La troifiéme efpéce de ces maladies, eft celle qui vient d'un changement contre nature aux environs de la même partie du cerveau, & où les fibres nerveufes de l'organe immédiat de la vûë font changées de façon que le malade ne peut diftinguer aucun objet dans le dégré ordinaire de la lumiere, parce qu'elle lui caufe une douleur qui l'en empêche, mais dans la nuit quand il ne fait pas tout-à-fait obfcur, il peut diftinguer les objets comme un œil fain.

237. La quatriéme efpéce de ces maladies, eft celle, qui vient d'un changement contre nature aux environs de la même partie du cerveau, & où les fibres nerveufes de l'organe immédiat de la vûë font changées de façon que le malade ne peut diftinguer aucun objet dans tous les dégrés de lumiere qui font moindres que le dégré ordinaire, ni même au clair de la lune.

238. La cinquiéme efpéce de ces mala-

dies, vient d'un pareil changement contre nature aux environs de la même partie du cerveau , & où les fibres nerveuses de l'organe immédiat de la vûë sont
changées de façon , que le malade voit
continuellement devant ses yeux des
tourbillons de feu dans un mouvement perpetuel , qui sont plus ou moins
brillants , & plus ou moins nombreux
à proportion des différens dégrés de la
lumiere : dans ce cas , le malade ne
se plaint pas d'avoir aucune douleur à
la tête ni à l'œil. On remarque que cette
maladie affecte ordinairement ceux qui
sont accoûtumés à broder , ou à quelqu'autres ouvrages pareils.

239. La sixiéme espéce de ces maladies , vient d'un pareil changement aux
environs de la même partie du cerveau,
& où les fibres nerveuses de l'organe
immédiat de la vûë sont changées de façon , que le malade après avoir jetté
les yeux sur quelques ouvrages fins , se-
trouve sur le champ obligé de détourner la vûë de cet objet, par rapport aux
petits tourbillons de feu qui se présentent à ses yeux , mais après avoir fermé
les paupieres pour un instant, il voit aus-

fi-bien qu'une perfonne qui a l'œil fain ;
dans ce cas, le malade ne fent aucune
douleur dans l'œil ni dans la tête.

240. La feptiéme efpece de ces maladies, vient auffi d'un pareil changement
aux environs de la même partie du cerveau, & où les fibres nerveufes de l'organe immédiat de la vûë font changées de façon , que le malade après
avoir jetté les yeux fur quelque objet
lumineux ou fin, s'appliquant pendant
quelques minutes à la lecture , fent
tout d'un coup une grande douleur aux
environs du globe de l'œil, qui l'oblige
de fermer les paupieres. Immédiatement
après & dans tout autre tems , il voit parfaitement bien & fans fentir aucune douleur.

241. La huitiéme efpéce de ces mala-
ladies, vient auffi d'un pareil changement
aux environs de la même partie du cerveau, & où les fibres nerveufes de l'organe immédiat de la vûë font changées de
façon , que le malade , après s'être appliqué quelque tems à la lecture, ou à
regarder attentivement quelques petits
objets, fent tout d'un coup une douleur
dans l'œil qui eft fuivie fur le champ d'u.

ne chaleur & d'un écoulement contre nature du suc lacrimal, de façon qu'il est obligé de quitter l'ouvrage & de fermer ses paupieres; immédiatement après la chaleur cesse, & dans peu de tems sa vûë est aussi parfaite qu'auparavant.

242. La neuviéme espéce de ces maladies, vient d'un pareil changement aux environs de la même partie du cerveau, où les fibres nerveuses de l'organe immédiat de la vûe sont changées de façon, que le malade voit continuellement devant ses yeux une fumée plus ou moins épaisse selon les differens degrés de la lumiere, mais quand il fait un peu obscur ou dans la nuit avec de la lumiere ou au clair de la lune, il voit aussi bien qu'un œil sain.

243. La dixiéme espéce de ces maladies, est celle où une artere naturellement très large dans la retine, ou dans la choroïde s'étant gonflée, éleve la rétine de façon, que la partie nerveuse située aux environs de cette artere n'est plus en état de recevoir l'image de certains points de l'objet, soit à cause de la compression qu'elle souffre par l'augmentation de volume de cette artere, soit par-

ce que cette même augmentation de volume empêche un certain nombre de rayons de tomber sur elle : à proportion du
nombre de rayons ainsi arrêté, le malade s'imagine voir un corps opaque,
d'une figure plus ou moins grande, situé devant son œil. On trouve quelquefois deux ou trois de ces apparences situées à une certaine distance de
l'œil, & observant le même mouvement que son axe.

244. La onziéme espéce de ces maladies, est celle qui afflige les enfans dés
leur naissance, en conséquence de la
conformation naturelle du cerveau, ou
par quelque dérangement qui y arrive
en venant au monde ; le malade conserve toûjours une capacité de distinguer la lumiere & quelquefois la figure
de certains objets ; dans ce cas, si l'on
examine la prunelle après avoir frotté
de la maniere ordinaire les paupieres
superieures sur le globe de l'œil, on trouve qu'elle conserve ses mouvemens
comme dans un œil sain, mais elle ne
souffre aucun changement dans les
differens degrés de lumiere.

245. La douziéme espece de ces mala-

dies, est celle qui vient d'un changement
contre nature aux environs de la même partie du cerveau, & dans laquelle
le malade perd la perfection de sa vûë
tout d'un coup sans avoir senti aucune
douleur ni dans l'œil ni dans la tête, il
n'y a qu'un œil d'affligé, & le malade
conserve le pouvoir de distinguer les
objets, mais indistinctement. On trouve
dans ce cas, en examinant la prunelle
de la maniere ordinaire, qu'elle a ses
mouvemens comme dans un œil sain,
quoiqu'elle ne souffre aucun changement dans les differens dégrés de lumiere.

246. La treiziéme espéce de ces maladies, est celle qui vient d'un pareil changement contre nature aux environs de
la même partie du cerveau, & qui n'af-
fflige aussi qu'un œil ; elle fait perdre
au malade tout d'un coup la perfection
de sa vûë, après lui avoir fait sentir
beaucoup de douleurs dans la tête du
côté de l'œil malade ; dans ce cas, en
examinant la prunelle de la maniere ordinaire, on trouve que le malade conserve le pouvoir de distinguer les objets,
mais indistinctement, & que la prunelle

a ſes mouvemens comme dans un œil ſain , quoiqu'elle ne ſouffre aucun changement dans les differens dégrés de lumiere.

247. La quatorziéme eſpéce de ces maladies , eſt celle qui vient d'un changement contre nature aux environs de la même partie du cerveau , qui n'afflige qu'un œil, & dans laquelle le malade perd par dégrés la perfection de ſa vûë ; & pendant tout le progrés qui dure quelquefois pluſieurs mois , il ſent beaucoup de douleurs dans la tête & dans l'œil. On trouve que la prunelle a ſes mêmes mouvemens que celle d'un œil ſain , quoiqu'elle ne ſouffre aucun changement dans les differens dégrés de lumiere.

248. La quinziéme eſpéce de ces maladies , eſt celle qui vient du changement contre nature aux environs de la même partie du cerveau , qui n'afflige qu'un œil , & dans laquelle le malade voit les objets indiſtinctement, cette confuſion dans ſa vûë augmente de jour en jour , juſqu'à ce qu'il l'ait perdu preſque tout-à-fait, & elle reſte toûjours dans cet état, ſans qu'il ait ſenti pendant le progrès de cette maladie aucun mal, ni dans la tête ni

dans l'œil, on trouve que la prunelle conferve ſes mouvemens comme dans un œil ſain, quoiqu'elle ne ſouffre aucun changement dans les differens dégrés de lumiere.

249. La ſeiziéme eſpéce de ces maladies, eſt celle qui n'attaque que les jeunes femmes, & qui vient d'un changement contre nature aux environs de la même partie du cerveau, & dans laquelle la malade perd la perfection de ſa vûë tout d'un coup, ſans avoir ſenti aucune douleur ni dans l'œil ni dans la tête, elle n'afflige qu'un œil, & la malade conſerve le pouvoir de diſtinguer les objets : on trouve dans ce cas, quoique imparfaitement, que la prunelle a ſes mouvemens comme dans un œil ſain, quoiqu'elle ne ſouffre aucun changement dans les différens dégrés de lumiere.

250. La dix-ſeptiéme eſpéce de ces maladies, eſt celle qui n'attaque que les jeunes femmes, & qui vient d'un pareil changement contre nature aux environs de la même partie du cerveau, & qui n'afflige auſſi qu'un œil, elle fait perdre au malade la perfection de ſa vûë tout

d'un coup , après lui avoir fait sentir beaucoup de douleur dans la tête du côté de l'œil malade , laissant aussi au malade le pouvoir de distinguer les objets quoiqu'imparfaitement. Dans ce cas on trouve que la prunelle a ses mouvemens comme dans un œil sain , quoiqu'elle ne souffre aucun changement dans les differens dégrés de lumiere.

251. La dix-huitiéme espéce de ces maladies , est celle qui n'attaque que les jeunes femmes, qui vient d'un changement contre nature aux environs de la même partie du cerveau, qui n'afflige qu'un œil,& dans laquelle la malade perd par dégrés presque tout-à-fait la perfection de sa vûë, laissant seulement un pouvoir de distinguer la lumiere & l'ombre de l'objet sans avoir sentie de douleur , ni dans la tête ni dans l'œil , pendant tout le progrès qui dure quelque mois. On trouve que la prunelle a les mêmes mouvemens que celle d'un œil sain , quoiqu'elle ne souffre aucun changement dans les differens dégrés de lumiere.

252. La dix-neuviéme espéce de ces maladies , est celle qui n'attaque pareil-

lement que les jeunes femmes , & qui
vient du changement contre nature aux
environs de la même partie du cerveau.
Elle n'afflige jamais qu'un œil , la malade
voit les objets indistinctement , cette
confusion dans sa vûë augmente de jour
en jour , jusqu'à ce qu'elle soit presque
tout-à-fait perduë , laissant seulement
au malade , comme dans le cas précedent , le pouvoir de distinguer la lumiere & l'ombre de l'objet ; & pendant le
progrés de cette maladie qui est de quelque mois, la malade sent de rems en tems
de grandes douleurs à la tête du côté de
l'œil affligé. On trouve que la prunelle
conserve ses mouvemens , comme dans
un œil sain , quoiqu'elle ne souffre aucun
changement dans les differens dégrés de
la lumiere.

CHAPITRE L.

Maladies où toutes les parties dont le globe est composé, souffrent quelque changement contre nature.

253. IL y a une maladie dans laquelle toutes les membranes qui font le globe de l'œil font plus ou moins rompuës, & forment une élévation plus ou moins irréguliere, dont la situation n'est pas toûjours la même. Il y a quelquefois deux ou trois de ces élévations à une certaine distance l'une de l'autre plus ou moins irréguliere.

254. Il y a une autre maladie où le volume du globe est augmenté & celui de toutes ses parties par proportion. L'axe de l'œil cependant conserve sa transparence.

255. Maladie où le volume du globe est diminué & celui de toutes ses parties à proportion ; dans ce cas l'axe de l'œil ne conserve pas sa transparence

256. Maladie où toutes les parties interieures du globe de l'œil souffrent un

changement contre nature en conse-
quence d'un abcès dans toutes les parties
interieures du globe de l'œil.

CHAPITRE LI.

Les maladies de l'humeur aqueuse.

257. MAladie de l'humeur aqueuse où il y a une augmenta-
tion contre nature de sa quantité pendant
qu'elle conserve sa transparence.

258. Il y a une Maladie de l'humeur
aqueuse ou il y a une diminution contre
nature de sa quantité, pendant qu'elle
conserve sa transparence.

259. Maladie de l'humeur aqueuse
qui occasionne une alteration de sa qualité, sans aucune augmentation ou diminution de sa quantité.

CHAPITRE LII.

Maladies de l'humeur vitrée.

260. MAladie de l'humeur vitrée
où son volume est augmenté
pendant qu'elle conserve sa tranparence.

Ma-

261. Maladie de l'humeur vitrée où son volume est diminué, & cependant elle conserve sa transparence.

262. Maladie de l'humeur vitrée où il y a une solution de continuité dans quelques-unes de ses parties en conséquence d'un abcès dans les parties interieures du globe de l'œil.

263. Maladie de l'humeur vitrée où il y a une solution de continuité dans quelques-unes de ses parties, en conséquence d'un coup reçû sur la cornée.

Les noms que les Anciens ont donné aux maladies que je viens de rapporter m'ont parû avoir si peu d'analogie avec elles, que j'ay crû pouvoir me dispenser d'en embarrasser la mémoire du Lecteur. La plus grande partie est tirée des Auteurs Grecs qui ont traité de cette matiere il y a plus d'un siecles, c'est pourquoi, quand même il seroit vrai de dire que dans ce tems-là ces noms étoient propres à ces maladies, il ne s'ensuivroit pas qu'ils le sont encore aujourd'huy, vû les nombreuses découvertes que l'on a fait depuis, tant sur leur veritable cause que sur leur étenduë.

A a

CATALOGUE

CATALOGUE

Des Auteurs qui ont écrit particulierement sur le Méchanisme
des differentes parties du globe
de l'œil.

1. **O**Phtalmographia Plempii de
oculi fabrica, *Amst.* 1632.
in-8o.

2. Jacobus Hovius de circulari humorum motu in oculis, *Lugd. Bat.*
1716. *in-8°.*

3. Antonii Nuchii Sialographia, & duc-
tuum aquosorum anatomia, *Lugd.
Bat.* 1690. *in-8°.*

4. Description méchanique de l'œil,
démontrée par M. Wolcham, *No-
rimb. in-4°.*

5. Mechanisme de l'œil par M. Woli-
chain, *Dresd.*

6. Buychius passim in operibus, specia-
lim in Epistola præ. de oculorum tu-
nicis.

7. Schenchius Disput. Dioptrico-Ana-

tomicam habuit de oculo, *Jenæ.* 1654.
& aliam de ophthalmia, 1667. utrumque *in-4°.* Item in obfervat. medici-
nal. *in-fol.* libro primo de oculis multa inferuit.

8. Puget obfervationes plures de ftruc-
turâ oculorum in diverfis infectis def-
cripfit in duabus Epiftolis ad R. P.
Lamy, &c. linguâ Gallicâ, *Lugduni
in-8°.* 1706.

9. Joan. Franc. Ripenfis Carmen de
oculorum fabrica, W*illend. fol.*

10. Michael (Joan.) oculi fabrica, ufus,
Lugd. in-8°.

11. Joan. Jacob. Rea, epiftolæ de fabrica oculi ad Boerhavium, *Genev. in-8°.*

12 Meibomius epiftolam exaravit Lan-
gelottio infcriptam, de vafis palpebrarum novis 1666. *in-4°.* Idem tùm
difputationem Medicam fuftinuit, de
fuffufione 1670. tùm exercitationem
medicam de fluxu humorum ad ocu-
los naturali & præternaturali 1687.
omnia, *in-4°. Helmftadii.*

13. Joannes-Baptifta Carcanus Anato-
miæ Profeffor publ. typis donavit li-
bellum, in quo de mufculis palpebrarum atque oculorum tractatur, *Tici-
ni, in-8°.* 1574.

14. Nicolaus Steno, (Danus) evulga-
vit obfervationes fuas anatomicas de
glandulis oculorum, & novis earun-
dem vafis 1664. *in-4°. Haffniæ*, quæ
funt denuò excufæ *Lugduni Batav. in-*
12. 1680.

15. Nicolai Stenonis obfervationes Ana-
tomicæ de variis oris, narium, oculorum, lacrimarum fontibus, &c. au-
tore Belzio, *Lugd. Batav.* 1680. *in-*
12.

16. Chroüet (Warnerus) de tribus hu-
moribus oculi, *Leodii* 1691. *in 8°.*

17. Dorftenii exercitatio anatomica de
oculo, *Marburgi Cattorum* 1687. *in-*
4°.

18. Manfredus (Paulus) Dr. Medicus
Romanus, novas obfervationes circa
oculi uveam & circa aurem, Romæ in
publicum protulit, *in-4o.* 1674.

19. Biauchri (Joan. Baptiftæ) ductus la-
crimalis novus, *Auguft. Taurinorum*
1715. *in-4°.*

20. Nicolai Severi obfervationes anato-
micæ de glandulis oculorum, *Hoffin.*
in-8°.

21. Mappus difcurfum de rifu & fletu
edidit 1684. & differtationem anato-

micam de oculi humani partibus & usu,
1677. utrumque , *Argentorati.*

22. Joan. de Burges, de pupilla oculi,
in-8°.

23. Simon Portius (Neapolitanus) libel-
lum trivialem emisit de coloribus oculorum, Florentiæ impressum 1550.
in.4o.

24. Cochii , (Antonii) de lente cristal-
lina , *Romæ* , *in-8°.*

25. Waldschmied (Wilhelmus Hulde-
ricus) humoris vitrei in oculo structu-
ram singularem constari reperit ex in-
numeris parallellopipedis sibi invicem
appositis, &c.

26. Burrhus (Francisc.Joseph. Burrhus,)
epistolam de artificio oculo rum hu-
mores restaurandi scripsit ad Thomam
Bartholinum , *Hafniæ* , *in-*4°. 1669.

27. Joan. Baptista Verte, anatomia artificialis oculi , *Amst.* 1680. *in-*12.

28. Schaper de lippitudine cristalliferâ
epistola , &c. *Rostochii* 1704. *in-*4°.
Ejusdem dissertatio epistolica de Hy-
drophtalmiâ interceptâ , *Rostochii*
1713.

29. Bscherer Doctor Medicus Norim-

bergæ edidit linguâ Germanicâ demonstrationem Æconomicam & descriptionem Anatomicam oculi sui artificialis, quem Stephanus Ziken, Tornator celebris excogitavit, & fabricavit Norimbergæ, legitur etiam brevior hujus oculi Tornatilis descriptio latinè in Ephemeridibus naturæ curioſorum Germaniæ, anni 1700. obſervat. 220. pag. 398.

30. Conſtantinus Nerobus de nervo optico, *Francof.* 1691. *in-8₀*.

31. Mercurialis Foroliviensis de oculorum affectibus prælectiones *in* 4º. reperiuntur inter cætera ejuſdem Profeſſoris opera medica. Hujuſce etiam Authoris extant litteræ de nervis opticis ad conſtantium Varolium *in-4.* *Francofurti*, cum ejuſdem Varolii litteris.

32. Extat Joannis Michaelii J. F. Hornani oculi fabrica, actio, uſus, &c. *in-8₀. Lugd. Batav.* 1695. libellus perperam ſcriptus.

33. Conſtantius Varolius (Medicus Bononiensis) de nervis opticis, &c. ad Hyeronimum Mercurialem, *in-8₀. Francofurti* 1692.

A iiij

34. Isoardus Guigonius Philosophiæ &
Medicinæ Doctor & Chirurgiæ Ana-
tomiæque Professor Ordinarius typis
excudi jussit tractatum de oculo, *in-4°.*
cui titulus... Authopsiomma , cum
ejusdem oculi actionibus & utilitati-
bus, *Taurini* 1619.

35. Sturmii Dissertatio Physica de Visionis organo & ratione genuina , &c.
in-4°. Altdorffi 1678. Idem ibidem
sustinuit Visionis sensum esse nobilis-
simum , &c. 1699. *in 40.*

36. Discours de la conservation & de
l'excellence de la vûë , &c. par André
du Laurent (premier Medecin du
Roy Henry IV .) à *Roüen in-*12. 1615.
Extat etiam hic liber Anglicè traduc-
tus ex priore editione Gallica à Sur-
phlet *Londini in-*4°. 1599. hunc
etiam Joannes-Theodorus Schonlinus
latinè edidit, sub titulo : Discursus de
visûs nobilitate ejusque per diætam
conservandi verâ methodo, &c. *in-*12.
1618. *Monachii.* Idem Dominus An-
dræas Laurentius in anatom. lib. 11.
(de sensuum organis) plurima de oculo edisserit.

37. Caranta (Cuneas) Doctor Medicus

& Philofophus , librum fuum de na-
tura Vifionis , &c. edidit *Saviliani in-*
4°. 1623.

38. Petit 1°. Sa léttre dans laquelle il
démontre que le criftallin eft fort près
de l'uvée.

2°. Sa lettre contenant des réflexions
fur ce que M. Hequet a dit dans fes
Remarques fur l'utilité de la Saignée
dans les maladies des yeux.

3°. Sur les deux efpeces que l'humeur aqueufe occupe dans l'œil &
fur le criftalin & fur la cataracte.
V. l'Hiftoire de l'Academie Royale
des Sciences pour les années 1722,
23, 25, 28, 30.

39. Auguftini Quirini Rivini Difputatio
Phyfiologica de Vifu , *Lipfæ* 1686.

40. Rufchius , (Joan. Baptifta) de Vi-
fùs organo , *Parif. in-*4°.

41. Profeffor Hetrufcus, fcilicet Joannes-
Baptifta Rufchius in Pifano Gymnafio
Profeffor , qui fcripfit de Visùs orga-
no libros quatuor , *in-*4°.

42. Lettres de M. Mariotte à M. Pecquet , &c. *& viciffim* fur l'organe de la
vûë , jointe à la defcription Anatomi-
que des divers animaux.

43. Mariotte (Dominus Mariotte Ab-
bas, &c.) novum suum de visione in-
vintum typis mandavit in litteris ad
Dominum Pecquet inscriptis. Respon-
sum vero Domini Pecquet unà simul
impressum fuit *in* 4o. *Parisiis* inter E-
phemerid. Eruditorum Galliæ.

44. Memoire de la societé d'Edimbourg, en Anglois, 1636.

CATALOGUE

Des Auteurs qui ont écrit particulierement fur les maladies des
differentes parties du globe de
l'œil, & de fes parties contiguës.

1. PEnipii Ophtalmographia . . . .
Lorain , *fol.*

2. Georgius Bartifch Otphalmographia ,
Drefd. fol.

3. Jacobi Scillingi ophtalmia , feu de
oculorum naturâ morbis & remediis ,
Augentref 1615. *in-4°.* Allemand &
Latin.

4. Grapheï ars probata de oculorum
affectibus , *Venet. fol.*

5. Heifterius Thefim quamdam Har-
derovici Doctorandus imprimi curavit
de tunicâ Choroida 1708. *in-4°.*

6. Heifterius de Cataractâ Glaucomate
amourofi , &c. *Altdorff* 1713. *in-8°.*

7. Heifterii apologia uberior explicatio
fyftematis , contra Woolhoufii ocula-
rii Parifienfis cavillationes & objec-

tiones, itemque Parisiensis eruditor,
&c. *in-8°.*

8. Heisterii hist. de fistulâ lacrimali,
German. in - 4°. 1716.

9. Gastaldi quæstio Medico-Chirurgica , &c. sub hac verborum serie , an
cataracta à vitio humoris aquei aut
cristallini oriatur , &c.

10. Pinson , ses observations sur la cataracte & le Glaucome.

11. Geister , sa lettre écrite à Nuremberg sur la cataracte.

12. Frystag. dissertatio Medica de cataracta , &c.

13. Menavii (Frederic.) Elenchus af-
fectuum ocularium , *Regiomonti in-* 4°.

14. Horn , de Ophtalmiâ dissertatio ,
Wittembergæ in- 4°. 1677.

15. Georgius Bartisch Linguâ Germaniæ
vernaculâ codicem in lucem edidit ,
cui titulus est Augendienst , id est oculorum servitium , aut ministerium.
Hunc vero Authores vulgò citant sub
nomine Ophtalmodouliæ ; sed librum
istum nusquam in sermonem Latinum
traductum fuisse accepimus. Bis autem
prælo exivit , primùm *in-fol.* , rursus
*in-*4°. *Nurembergæ* 1686.

16. Benevenutus Graffus Hyerofolymitanus Dr. Medicus celeberrimus & expertiffimus de oculis eorumque ægritudinibus & curis, liber *in-4°.* & *in fol. Venetiis*, 1500.

17. Hearnius (Joh) de morbis oculorum, aurium &c. *Lugdun. in-4°.*

18. Gothofredus Berger differuit de oculorum morbis, W*ittembergæ* 1698. *in-4°.*

19. Jacobus Schallingius librum emifit *in-fol.* Francofurti 1615. Ophtalmia five difquifitio Hermetico-Galenica de naturâ oculorum latinè & Germanicè. Schallingius autem Philofophus erat inter Rofi-Crucios Adepti gradum nactus.

20. Hambergerus (Mathem. Profeffor Ordinarius) Jenæ publici Juris fecit optica oculorum vitia *in-4°.* 1696. opus valde felectum & laudabile.

21. Sebizius difputationem folemnem Medicam habuit de Opthalmiâ, *Argentorati in-4°.* 1662. Idem Joannes Albertus Sebizius in exercitationibus pathologicis *Argentorati* 1674. *in-8°.* impreffis multa eruditè & fecundum experientias optimas de oculis differuit.

22. Joannis Ott, cogitationes Physico-Mechanicæ de naturâ visionis, *Heidelbergæ* 1660. disseruit etiam de propriorum oculorum defectibus 1671. *Basileæ in-4°.*

23. Friderici, disputatio medica de suffusione, Jenæ 1670. *in-4".*

24. Salzmannus publico examine submisit Thesim de visûs obscuritate in genere & specie. *Argentorati* 1521. *in-4°.*

25. Gabrielis Fallopii (Mutrinensis) tractatus de Vulneribus oculorum, *in-4°. Venetiis* 1569.

26. Gellii disputatio Medica de internis oculorum affectibus. *Basileæ in-4°.*1613.

27. George Wolffgangus Wedelius a mis au jour les huit dissertations qui suivent

Primo. *Disputatio medica de Ophtalmiâ,* 1684. *Jenæ in-4°.*

Secundo. *Dissertatio medica de Ægylope* 1695. *Jenæ in 4o.*

Tertio. *Visum physiologicè examinandum proponit in thesi, in-4°.* 1674.

Quarto. *Dissertatio medica de Amaurosi,* 1705.

Quinto. *Dissertatio medica de Nyctalopiâ* 1693.

Sexto. *Differtatio medica de Ophtalmiâ ex Epitome praxeos Clinicæ Georgii* Wolfgangii Wedelii 1713.

Septimo. *Differtatio medica de vifûs imbecillitate & defectibus,* 1714.

Octavo. *Differtatio medica de Cataractâ,* 1706.

28. Heurnius (Joannis Heurnii Ultrajectini in Academiâ Leidenfi Prof. Med.) Tractatus de morbis oculorum &c. 1611. *in-*4°. *Lugdun. Batavor.* Idem *in-fol.*

29. Palfin, des Maladies des yeux, en Hollandois.

30. Stahl difputationem Medicam fuftinuit de affectibus oculorum in genere, Halæ Magdeburgicæ 1702. cui annectitur ejus propempticon inaugurale de fiftulâ lacrimali. Ibi vero videbit candidus Lector quod ipfi Stahlio plerumque debetur nova Anelli methodus de fiftulâ lacrimali, &c. Vid. numero 84.

31. Rolfincius de Guttâ ferenâ *in-*4°. *Jenæ* 1669.

32. Trinckhufius compofuit differtatiunculam de cæcis fapientiâ & eruditione claris, &c. *Jenæ in-*4°. 1672.

33. Gruhlmanni Specimen Medicum de
novo contra oculorum caliginem re-
medio tanquam specifico scilicet Her-
maria, &c. *Jenæ* 1706 *in-4.*

34. Hardsocher (Nicolaus) Essai de
dioptrique avec une dissertation sur les
dissertations sur les différens accidens
de la vûë.

35. De la Hire, Dissertatio de visu & variis ejus casibus, *Lut. Paris.* 1694.

36. Joan. Manelphus de fletu & lacrimis, *Romæ* 1617.

37. Guillemeau Jac. Traité des maladies
de l'œil, *Paris. in-8°.*

38. Paulus Venetus plerumque lauda-
tur ab Eruditis pro observatore primo
motûs alterni in pupillâ, scilicet Di-
latationis & Constrictionis, &c.

39. Antonii Menjoti Disceptationes Pa-
thologicæ *in-4°. Paris.* 1671. ubi duæ
extant dissertationes, scilicet de dilata-
tione & angustia pupillæ.

40. Vater de visionis læsionibus, in specie in Mydriasi & Myosi, &c. W*ittemb.* 1706, *in-4°.* Secunda dissert-
tatio de Trachomate, W*ittemb.*1704.
Tertia Idem ibidem de suffusione oculorum. 1705.

Hoppii

41. Hoppii Dissertatio Medica de pal-
pebris, illarumque affectibus, *Basileæ*
1705. Novus hic Author sæpius
Woolhousium laudat; Plurimi vero
desiderantur palpebrarum affectus,
quos Hoppius forsitan de proposito
omisit.

42. Hecquet, sur l'utilité de la saignée
dans les maladies des yeux. *Paris.*
in-12.

43. Hecquet, sa Lettre mise à la fin
d'un Traité de la digestion & des maladies de l'estomac. *Paris. in*-12.

44. M. Morand, ses Observations sur
les cataractes, dans l'Histoire de l'Académie Royale des Siences de l'année
1722.

45. Woolhouse, 1°. ses Dissertations sçavantes & critiques sur la cataracte & le
glaucome.

2°. Ses Observations sur le Mémoire
Académique de M. Marchand.

3°. Son Mémoire dans le Journal des
Sçavans, Décembre 1720.

46. Antoine Maître Jean, Traité des
maladies des yeux. *Troyes* 1707.
in-4°.

47. S. Ives, des maladies des yeux. *Paris.*
1722. *in*-8°.   Bb

48. Brisseau, Traité de la cataracte &
du glaucome, *Paris* 1709. *in-*12.

49. Petri Petiti Medici Parisiensis de
lacrimis, libri 3. *Paris* 1641. *in-*12.

50. Barruffaldi dissertatio, cui accedit alia
de fistula lacrimali, en Italien, *Venise.*
1717.

51. Dominiq. Anel, sur la découverte
de l'hydropisie du conduit lacrimal,
Paris 1716. *in-*12.

52. Suite de la nouvelle méthode pour
guérir la fistule lacrimale. *Turin. in-*4°.

53. Dedier, sa Lettre écrite à M. Woolhouse, &c. *vid.* Journal des Sçavans
pour le mois de Juillet 1722.

54. Dubois, suite des maladies chroniques. v. 5.

55. Hist. Acad. Reg. Scient. in transact.
Anglicanis.

56. Mémoire de la Societé d'Edimbourg,
en Anglois. 1736. *Lond. in-*8°.

57. Guillelmi Briggos ophtalmographia. *Lugd. Bat.* 1668. *in-*12.

58. Traité des maladies de l'œil, en Anglois, par Richard Banistre, *Londre.*
*in-*12.

59. Ophalmiotria, seu oculorum medela,
à Guill. Couard, medico Londinensi,
London. 1706. *in-*8°.

60. Ophalmographia en Anglois par Kennedy, *Londre in-8o.* 1714.

61. Traité des maladies de l'œil, en Anglois par Guillaume Read. *Lond. in-8°.*

62. Traité des maladies de la cornée, en Anglois, par Duddel.

63. Jean Taylor sur le méchanisme de l'œil, & sur quelques-unes de ses maladies, en Anglois, *Lond. in-8°.* 1727.

64. Jean Taylor, Traité sur les maladies de l'humeur cristalline, ou sur la cataracte & le glaucome, &c. en Anglois, *Lond. in-8°.* 1736.

65. Jean Taylor, Traité sur l'organe immédiat de la vûë, *Paris. in-8°.* 1735.

66. Jean Taylor, Traité de l'Anatomie & de l'usage des differentes parties du globe de l'œil & ses parties contiguës, &c. *in-8°.* 1737.

FIN.

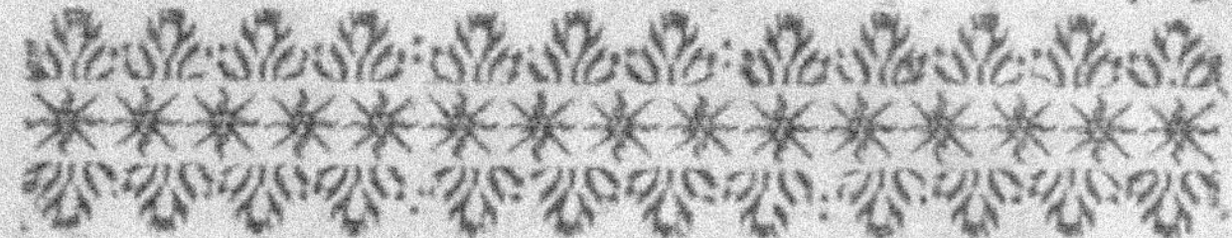

TABLE
DU NOUVEAU TRAITÉ
DE
L'ANATOMIE
DU GLOBE DE L'ŒIL, &c.

CHAPITRE PREMIER.

CHAPITRE II.

CHAPITRE III.

DEs Muscles des Paupiéres, pag. 10.

CHAPITRE IV.

DEs *Membranes communes du globe de l'œil*, page 12.

CHAPITRE V.

DEs *Muscles de l'œil*, page 13.

CHAPITRE VI.

DE *la structure générale du globe de l'œil*, page 16.

CHAPITRE VIII.

DEs corps transparens, ou *humeurs du globe de l'œil,*   page 27.

CHAPITRE IX.

CHAPITRE XII.

DE la nourriture de l'humeur vitrée, page 47.

CHAPITRE XIII.

DEs vaisseaux employés à renvoyer les fluides qui viennent au globe de l'œil, & à ses parties contiguës, page 48.

CHAPITRE XIV.

DEs nerfs du globe de l'œil, page 49.

CHAPITRE XV.

DE l'usage des differentes parties du globe de l'œil, & de ses parties contiguës, page 58.

CHAPITRE XVI.

DE la vision, & des réfractions des rayons de la lumiere en général. p. 69.

CHAPITRE XVII.

DES réfractions des rayons de la lumiere dans leur passage à travers des corps diaphanes de différente densité, & des pinceaux de rayons, comme ils sont nécessaires à la vision,

page 73.

CHAPITRE XVIII.

CHAPITRE XIX.

CHAPITRE XX.

C c

CHAPITRE XXI.

OU l'on tâche de démontrer que ce n'est pas le ligament ciliaire qui produit ces changemens de situation du cristallin, nécessaires pour faire voir les objets à distances différentes, mais que ce sont les changemens qui arrivent dans la longueur de l'axe de l'œil, p. 110.

CHAPITRE XXII.

DEs différentes espéces de vûë, où l'on a tâché de donner une démonstration du vrai siége de la cataracte & du glaucome, & une description éxacte des nouvelles opérations pour les différentes espéces de ces maladies, avec les avantages qu'on tire, lorsque la cataracte est abattue, suivant ma méthode. pag. 114.

CHAPITRE XXIII.

CHAPITRE XXIV.

DE la raison pourquoi l'on ne voit qu'un seul objet avec les deux yeux, quoique chaque œil en particulier reçoive une image de ce même objet. De la double vision & du Strabisme, page 165.

CHAPITRE XXV.

LEs mouvemens de l'Iris servent à changer le diamétre de la prunelle, page 203.

CHAPITRE XXVI.

CHAPITRE XXVII.

CHAPITRE XXVIII.

Cc iiij

CHAPITRE XLI.

CHAPITRE XLII.

CHAPITRE XLIII.

CHAPITRE XLIV.

CHAPITRE XLV.

CHAPITRE XLVI.

CHAPITRE XLVII.

CHAPITRE XLVIII.

LOUIS par la grace de Dieu, Roy de France & de Navarre : A nos Amés & feaux Conseilers, les gens tenant nos Cours de Parlement, Maistres des Requêtes ordinaires de notre Hôtel, Grand-Conseil, Prevôt de Paris, Baillifs, Sénéchaux, leurs Lieutenans civils & autres nos Justiciers qu'il appartiendra, SALUT : Notre bien amé le Sr. Taylor nous ayant fait remontrer qu'il souhaiteroit faire imprimer & donner au public un *Nouveau Traité de l'Anatomie de l'Œil*, s'il nous plaisoit lui accorder nos Lettres de Privilege sur ce nécessaires, offrant pour cet effet de le faire imprimer en bon papier & beaux caractères, suivant la feuille imprimée & attachée pour modele sous le contre-Scel des présentes. A CES CAUSES voulant favorablement traiter ledit Sr. Exposant, Nous lui avons permis & permettons par ces présentes, de faire imprimer ledit livre ci-dessus specifié conjointement ou séparément, & autant de fois que bon lui semblera, & de le vendre, faire vendre & débiter par tout notre Royaume pendant le tems de six années consécutives, à compter du jour de la date desdites présentes. Faisons défenses à toutes sortes de personnes de quelque qualité & condition qu'elles soient d'en introduire d'impression étrangere dans aucun lieu de notre obéissance, comme aussi à tous Libraires, Imprimeurs & autres

d'imprimer, faire imprimer, vendre, faire vendre
débiter ni contrefaire led. livre ci-deſſus expoſé,
en tout ni en partie, ni d'en faire aucuns extraits
ſous quelque prétexte que ce ſoit d'augmentation, correction, changement de titre ou autrement, ſans la permiſſion expreſſe & par écrit
dudit Sr. Expoſant ou de ceux qui auront droit
de lui, à peine de confiſcation des Exemplaires
contrefaits, de quinze cent livres d'amende
contre chacun des contrevenans, dont un tiers
à Nous, un tiers à l'Hôtel-Dieu de Paris, l'autre tiers audit Sr. Expoſant, & de tous dé-
pens, dommages & intérêts ; à la charge que
ces préſentes ſeront enregiſtrées tout au long
ſur le Regiſtre de la Communauté des Libraires & Imprimeurs de Paris, dans trois mois de
la date d'icelles ; que l'impreſſion de ce livre
ſera faite dans notre Royaume & non ailleurs,
& que l'Impétrant ſe conformera en tout aux
Réglemens de la Librairie, & notamment à celui du 10. Avril 1725. Et qu'avant que de l'expoſer en vente, le manuſcrit ou imprimé qui
aura ſervi de copie à l'impreſſion dudit livre
ſera remis dans le même état où l'approbation
y aura été donnée, ès mains de notre très-cher
& féal Chevalier le ſieur Dagueſſeau, Chancelier de France, Commandeur de nos Ordres,
& qu'il en ſera enſuite remis deux exemplaires
dans notre Bibliothéque publique, un dans
celle de notre Château du Louvre, & un dans
celle de notre très-cher & féal Chevalier le
Sieur Dagueſſeau, Chancelier de France, Commandeur de nos Ordres, le tout à peine de nul-

lité des présentes; du contenu desquelles vous mandons & enjoignons de faire joüir ledit Sr. Exposant ou ses ayant cause, pleinement & paisiblement, sans souffrir qu'il leur soit fait aucun trouble ou empêchement: Voulons que la copie desdites présentes qui sera imprimée tout au long au commencement ou à la fin dudit livre soit tenue pour dûëment signifiée, & qu'aux copies collationées par l'un de nos Amés & feaux Conseillers & Secretaires, foi soit ajoûtée comme à l'original. Commandons au premier notre Huissier ou Sergent de faire pour l'exécution d'icelles tous Actes requis & necessaires, sans demander autre permission, & nonobstant clameur de Haro, Charte Normande & Lettres à ce contraires. Car tel est notre plaisir. Donné à Versailles le neuviéme jour de Septembre, l'An de grace 1737. & de notre Regne le vingt-troisiéme. Par le Roy en son Conseil. *Signé*, SAINSON.

J'ay cédé au sieur Michel-Etiene David Libraire à Paris le Privilege pour toûjours de mon livre intitulé, le Mechanisme de l'Oeil ou le Nouveau Traité, &c. énoncé ci-derriere, lequel j'ay obtenu le 9. du présent mois. Fait à Paris le 30. Septembre 1737.

Signé, J. TAYLOR.

Registré ensemble la cession sur le Registre 9. de la Chambre Royale & Syndicale des Libraires & Imprimeurs de Paris N°. 534. Fol. 500. & 501. conformément au Réglement de 1723. qui fait défense, art. 4. à toutes personnes de quelque qualité qu'elles soient, autres que les Libraires & Imprimeurs, de vendre, débiter & faire afficher aucuns livres pour les vendre à leurs noms, soit qu'ils s'en disent les Auteurs ou autrement, & à la charge de fournir à ladite Chambre Royale & Syndicale des Libraires & Imprimeurs de Paris les huit exemplaires prescrits par l'Article CVIII. du même Réglement. A Paris les 28. & 30. Septembre 1737.

Signé, LANGLOIS, Syndic.

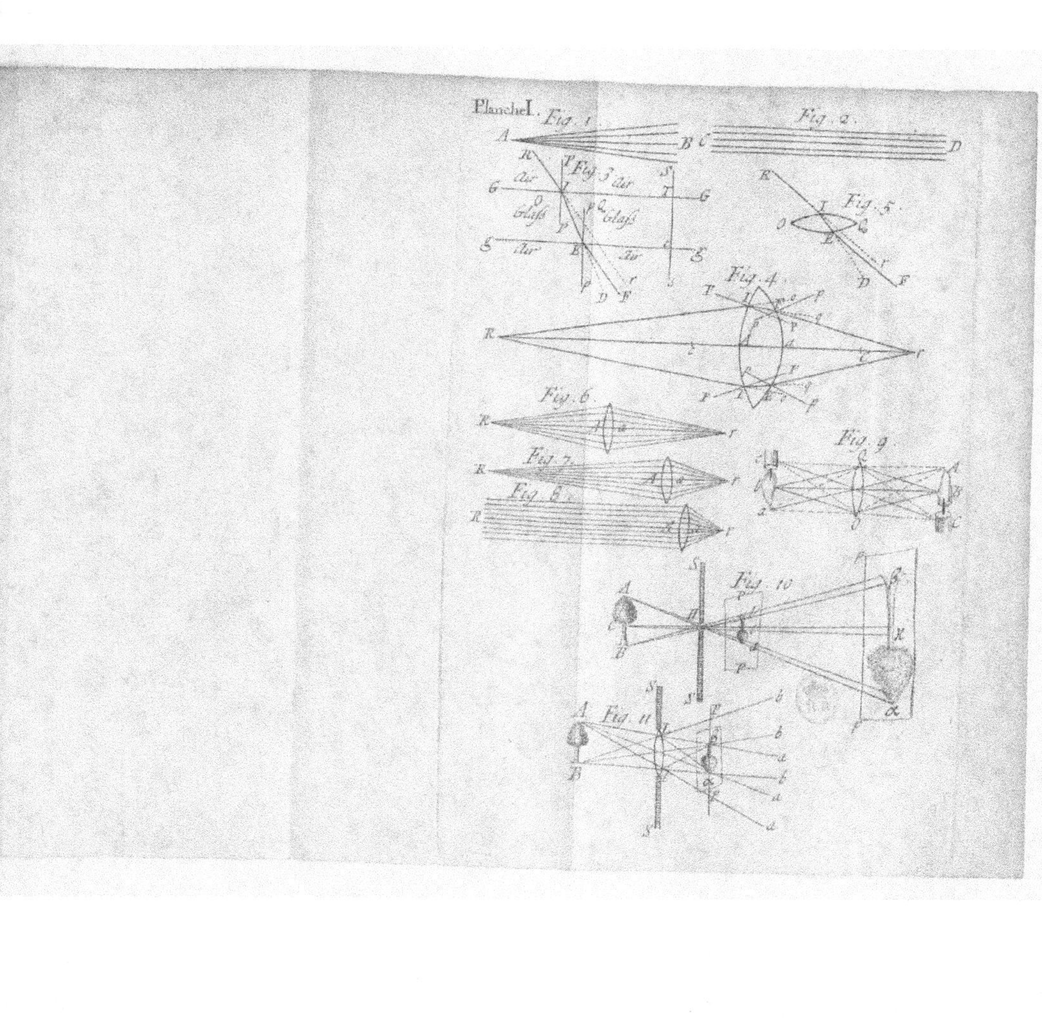

Planche I.
Fig. 1
Fig. 2
Fig. 3
Fig. 4
Fig. 5
Fig. 6
Fig. 7
Fig. 8
Fig. 9
Fig. 10
Fig. 11
Air
Glaß
Air

Planche II.
Fig. 12

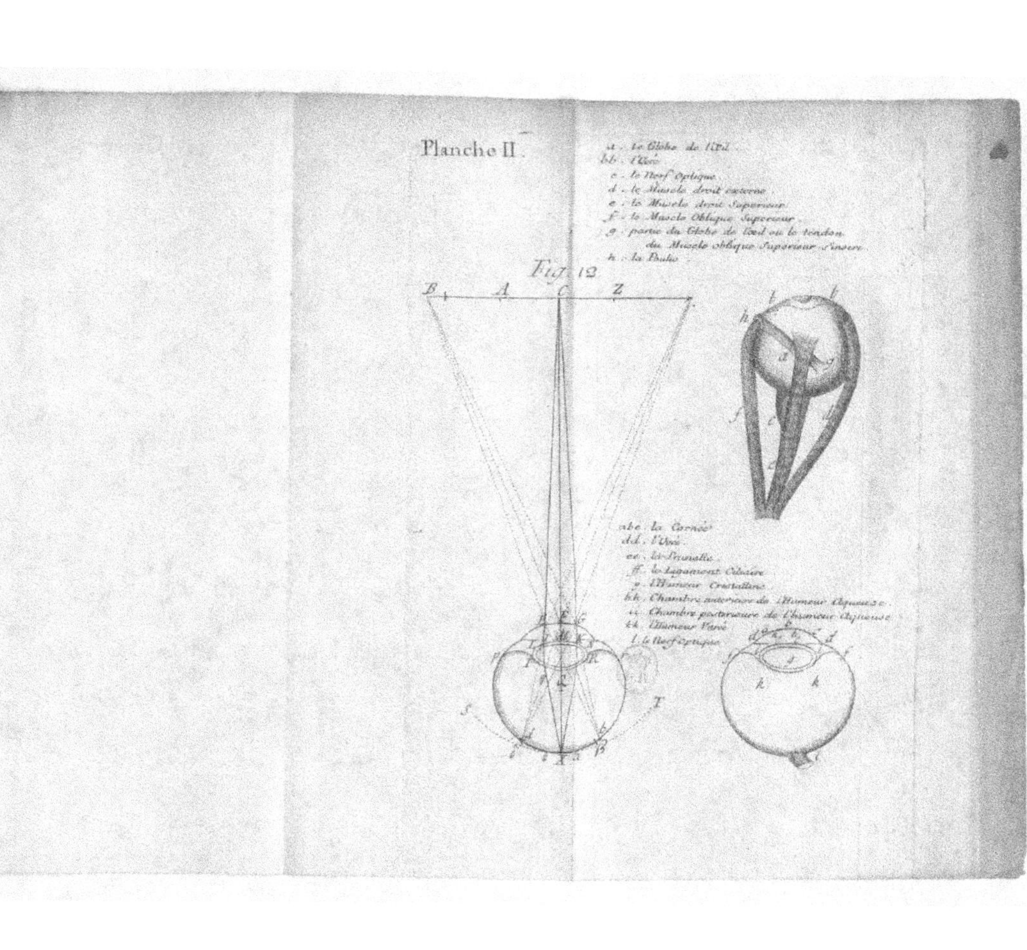

a . le Globe de l'Œil
bb . l'Uvée
c . le Nerf Optique
d . le Muscle droit externe
e . le Muscle droit Supérieur
f . le Muscle Oblique Supérieur
g . partie du Globe de l'œil où le tendon du Muscle oblique Supérieur s'insère
h . la Poulie

abe . la Cornée
dd . l'Uvée
ee . la Prunelle
ff . le Ligament Ciliaire
g . l'Humeur Crystalline
hh . Chambre antérieure de l'Humeur Aqueuse
ii . Chambre postérieure de l'Humeur Aqueuse
kk . l'Humeur Vitré
l . le Nerf optique

B A C Z

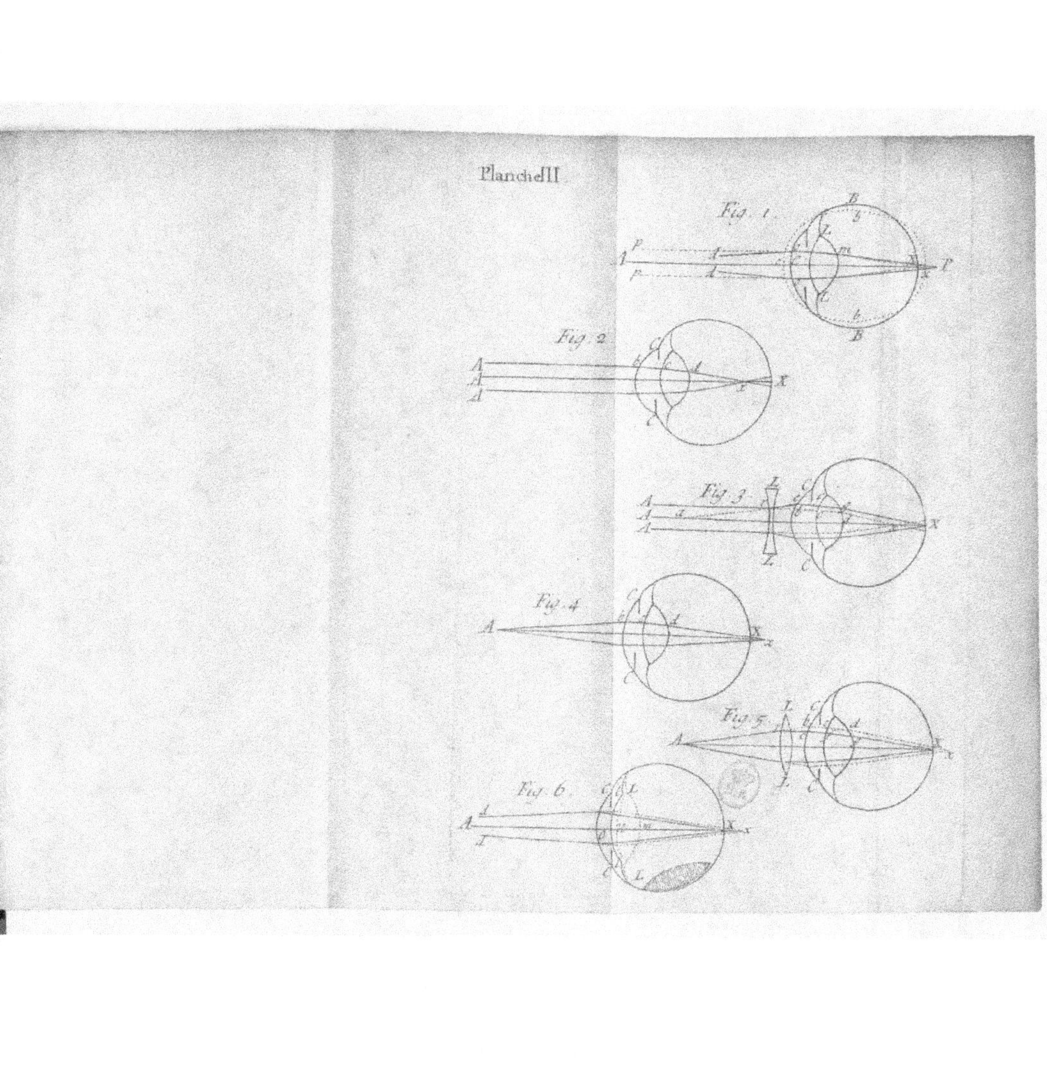

Planche II.
Fig. 1.
Fig. 2.
Fig. 3.
Fig. 4.
Fig. 5.
Fig. 6.

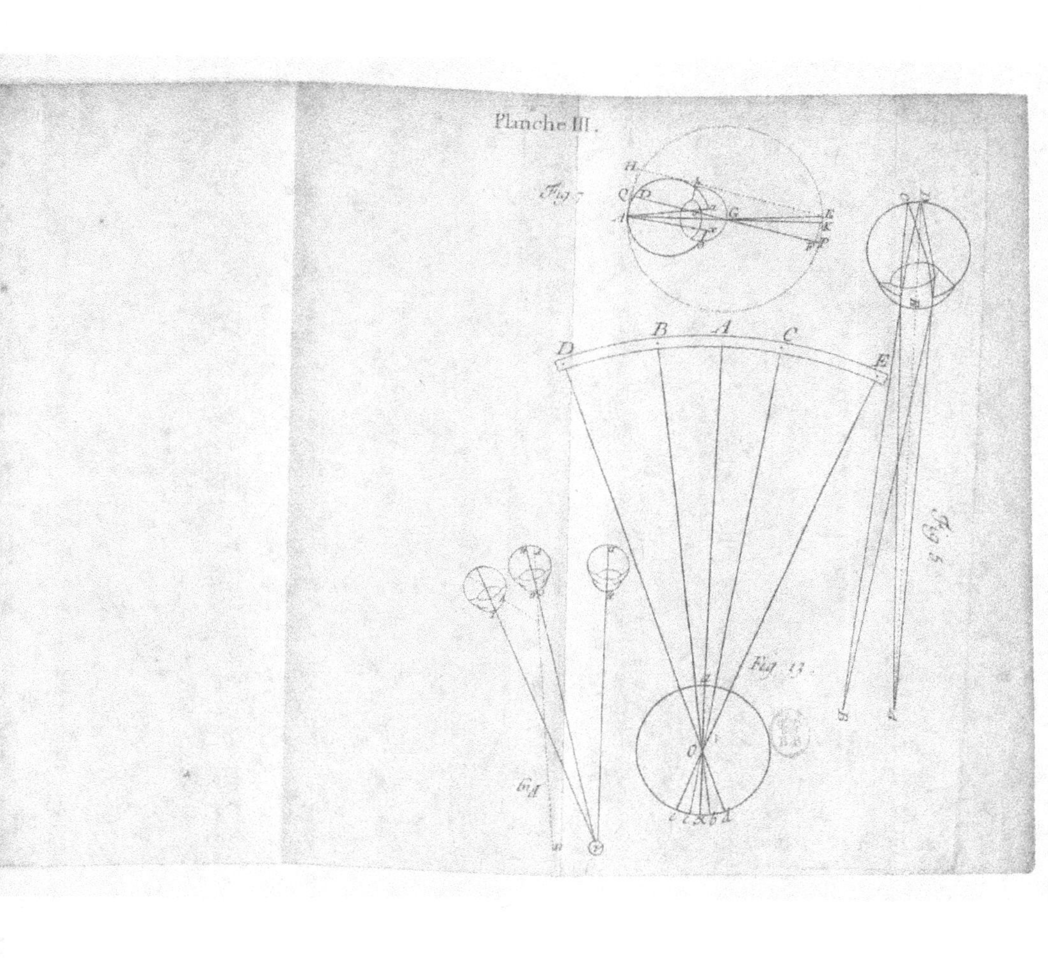
Planche III.
Fig. 7
H
C D
A
G
E
F
B A C
D
E
Fig. 5
Fig. 13
O
Fig. 4
S
A

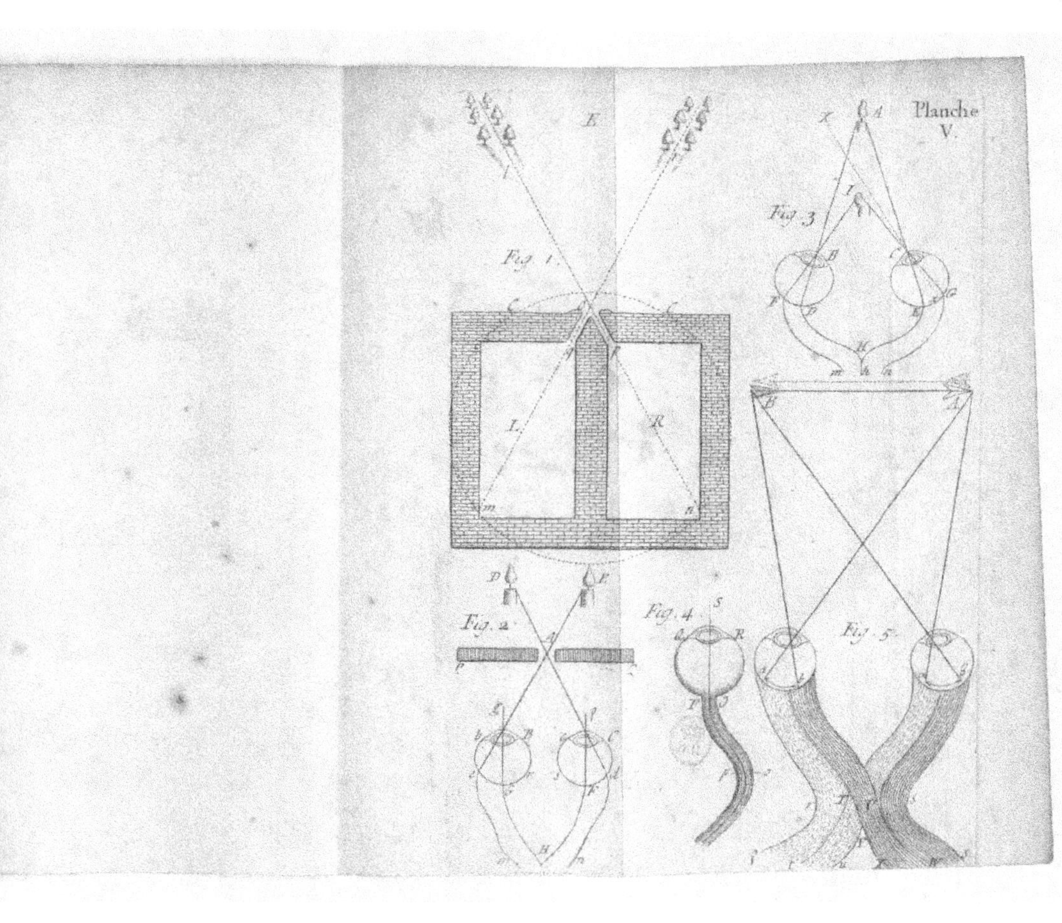

Planche
V.
Fig. 3
Fig. 1.
Fig. 2
Fig. 4
Fig. 5